Peter Bergholz

Dynamische Entspannung

Innere Ruhe und Stärke durch die Kraft der Bewegung

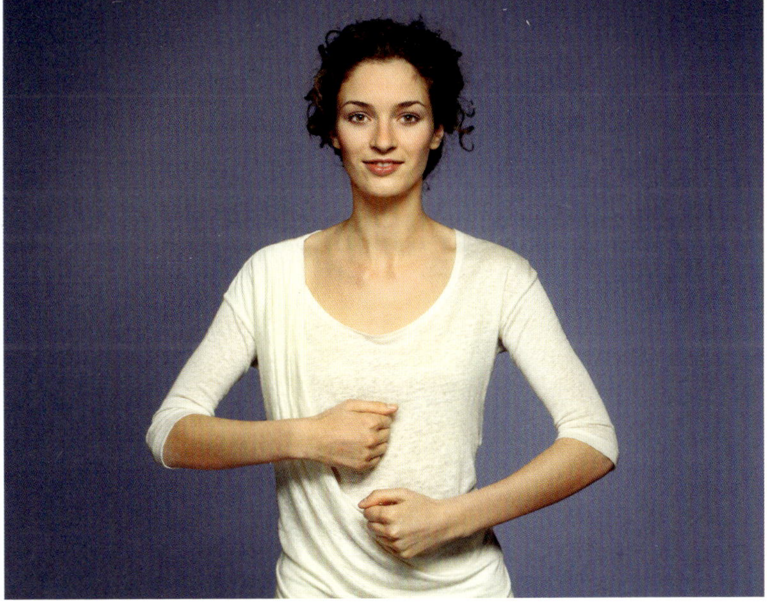

DER NEUE WEG IN DIE ENTSPANNUNG

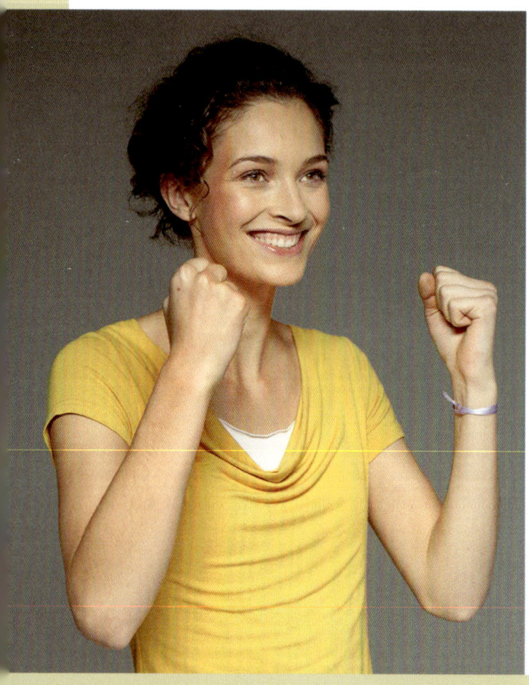

REISEN ZUM INNEREN EINKLANG

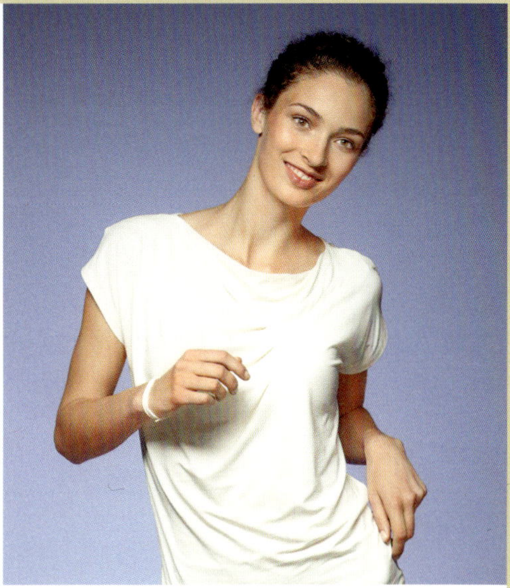

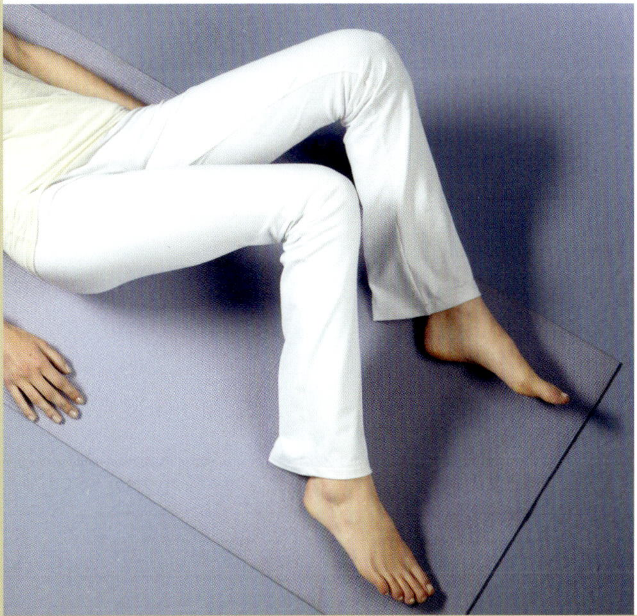

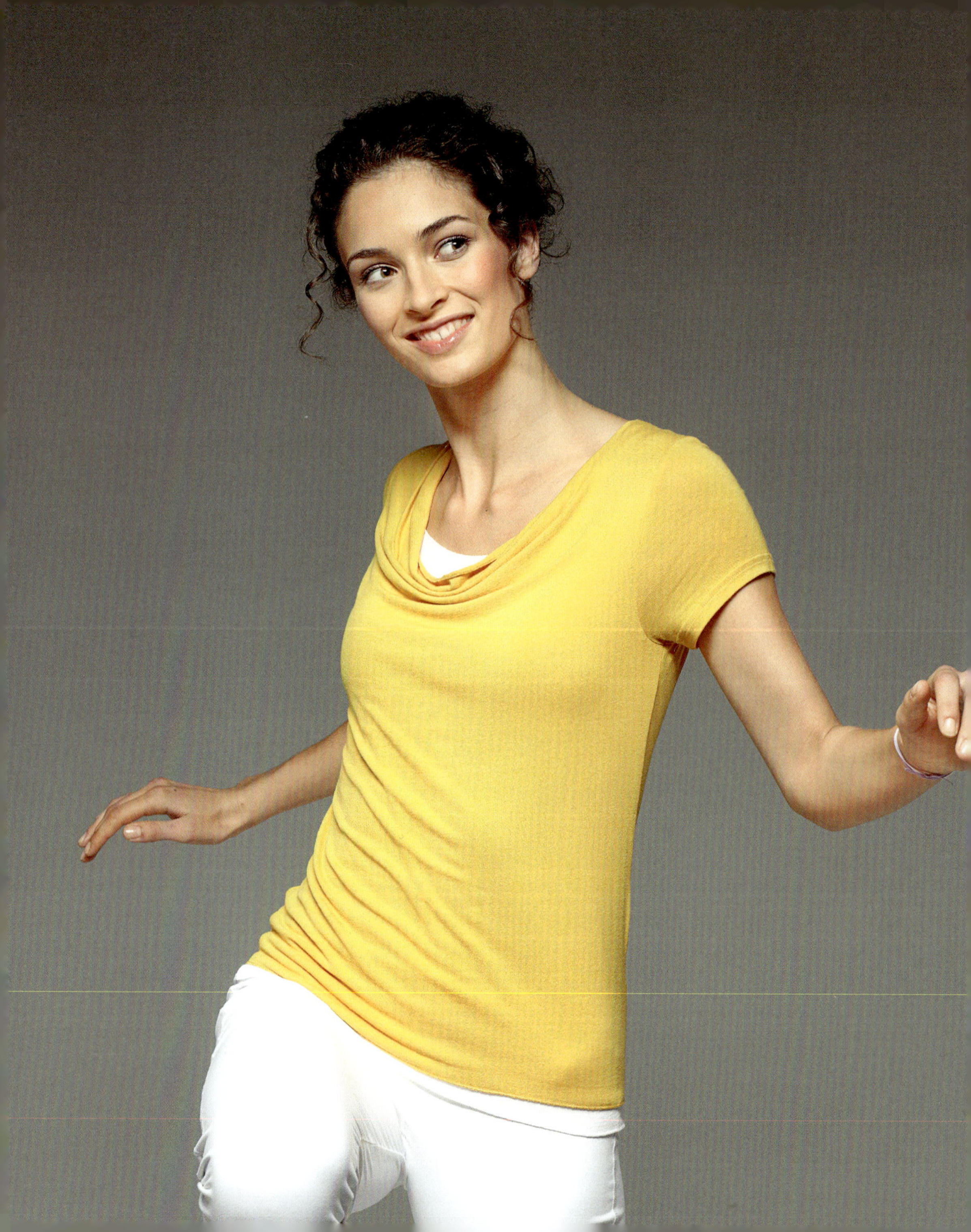

DER NEUE WEG IN DIE ENTSPANNUNG

Entspannung tut Not. Immer mehr Menschen suchen nach einem Weg aus dem ganzen Stress, der sich überall ausbreitet. Haben auch Sie bisher noch nichts gefunden, was Ihnen wirklich hilft? Möglicherweise kennen Sie die Progressive Muskelrelaxation (PMR) nach Jacobson, suchen aber etwas, was dynamischer und erlebnisreicher ist und was Sie unmittelbar in Ihrem Alltag anwenden können. Dann sind Sie hier genau richtig!

DYNAMISCH ENTSPANNEN

Wer an Entspannung denkt, stellt sich zumeist Ruhe und Stille vor, Rückzug, Liegen … Das aber ist sehr einseitig. Wäre es nicht besser, wenn wir uns überall entspannen könnten, auch im dicksten Trubel? Lohnen würde es sich, denn im Lichte moderner Wissenschaft ist Entspannung viel mehr als Wohlfühlen! Spitzenleistungen, aus Rückschlägen lernen, Zufriedenheit – das Beste im Leben entwickelt sich nämlich aus der Entspannung heraus.

ENTSPANNUNG FÜR KÖRPER, GEIST UND SEELE

Ist das nicht eine wunderbare Vorstellung: sich überall entspannen zu können, nicht nur auf dem Sofa und der Übungsmatte, sondern auch mitten im Leben, in den Routinen des Alltags, in der Konferenz, vor der Klasse? Überall dort, wo Druck entsteht, wo wir uns beweisen oder uns überwinden müssen? Im Grunde brauchen wir überall Entspannung: um erfolgreich zu sein, um weiterzukommen und dabei keinen inneren Stressdruck aufzubauen.

Dieses Ziel verfolgt die Dynamische Entspannung. Sie arbeitet mit Grundelementen der Progressiven Muskelrelaxation (PMR) von Edmond Jacobson, setzt aber auch eine Erkenntnis um, die Sie vielleicht erst einmal irritiert: Entspannung braucht keine Ruhe. Entspannung braucht Bewegung! Positive Bewegungen!

Fast überall auf der Welt bewegen sich Menschen mehr und anders als wir. Freier, ungezwungener, lässiger, freudiger. Der Verlust dieser »positiven Psychomotorik« hat enorme Auswirkungen auf unseren Körper und unsere Psyche. Darüber wissen wir heute durch die Hirnforschung besser Bescheid als noch vor einigen Jahren.

So erweisen sich Menschen in anderen Kulturen als deutlich widerstandsfähiger gegen Stress, obwohl ihre Lebensbedingungen objektiv erheblich belastender sind. Die Dynamische Entspannung bringt ein bisschen Karibik in Ihren Organismus, in Ihr Leben. Strömen. Schwingungen. Einklangsgefühle. Mir fallen dazu sofort Bilder ein: eine Trauerzeremonie auf der karibischen Insel Barbados. Die Menschen wirken tief versunken in ihren Kummer, weinen, schluchzen und

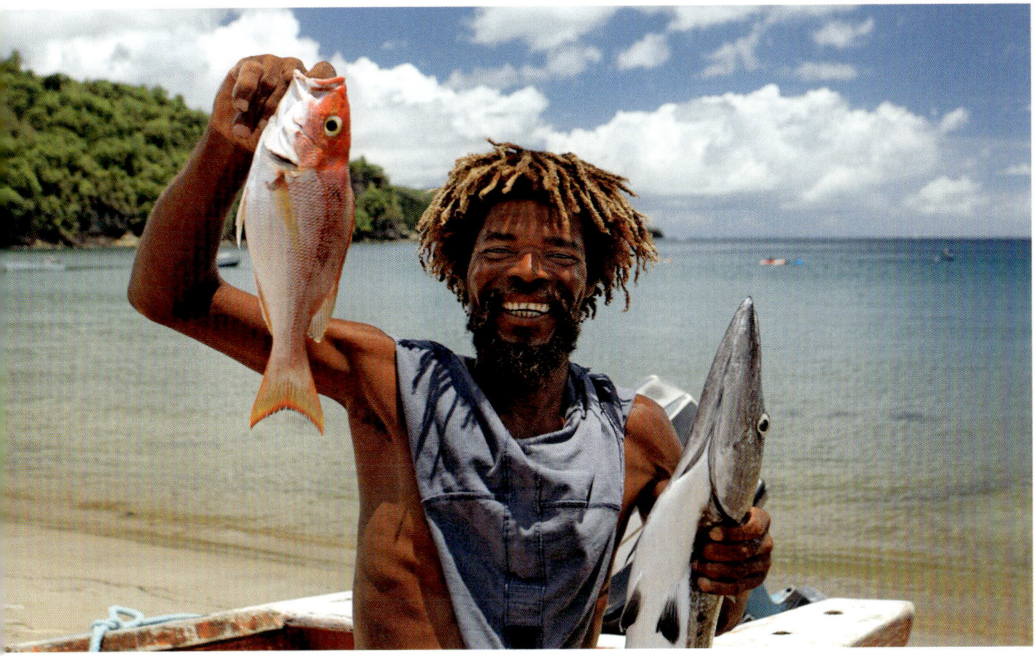

Entspannt, beschwingt, gut drauf – die Dynamische Entspannung bringt ein bisschen Karibik in Ihr Leben, in Körper, Geist und Seele.

bewegen sich dabei, die ganze Zeit. Am Ende wirken sie auf eine berührende Weise gelöst und getröstet. Oder die Fischer, die stundenlang in großer Hitze schwere Netze am Strand entlangziehen. Sie scheinen dabei zu tanzen. Sie singen, ächzen lachend vor sich hin und liegen am Abend durch und durch entspannt am Wasser.
Bewegt, beschwingt, relaxed – das ist der Weg der Dynamischen Entspannung. Er wird diejenigen ansprechen, die es schon mit ruhiger Entspannung versucht haben und nicht das erreichen konnten, was sie sich erhofft hatten. Und alle anderen auch.

STRESS HAT VIELE GESICHTER

Das Thema Stress ist in aller Munde. Seitdem die negativen Auswirkungen für Gesellschaft, Unternehmen und Krankenkassen zu bedrohlichen Kostenfaktoren werden, berichten die Medien immer häufiger darüber. Unter Dauerstress leidet der ganze Mensch, leiden Körper, Geist und Seele. Wenn sich ein chronisch gestresstes Nervensystem nicht mehr erholen kann und keine Balance mehr findet, dann beeinträchtigt das die Konzentration, den Schlaf, den Antrieb. Wir können nicht mehr abschalten und verlieren Ausdauer, Begeisterung und Frische.

Die Muskulatur kann sich so anspannen und den inneren Spielraum so weit verengen, dass sich Panikattacken und chronische körperliche Beschwerden einstellen. Und was viele nicht wissen: Stress zeigt sich auch äußerlich. Nicht abgebaute Stresshormone verursachen zum Beispiel überflüssige Pfunde und vorzeitiges Altern.

Das alles muss nicht sein. Sie können sich vor solchen Folgen zuverlässig schützen und gleichzeitig Ihre Lebensqualität steigern. Die Dynamische Entspannung zeigt Ihnen Wege und begleitet Sie dabei. Bevor es so weit ist, sollten Sie sich mit einigen neuen Erkenntnissen zu diesem Thema vertraut machen.

Wie ist es bei Ihnen?

Ertappen Sie sich immer öfter dabei, dass Sie in Ihrer Freizeit an berufliche Probleme denken? Liegen Sie nachts grübelnd wach und zweifeln an sich? Fühlen Sie sich zunehmend abgespannt? Spüren Sie, wie der berüchtigte »Stress-Strudel« Sie mit sich ziehen will und Sie kaum dagegen ankommen? Sind Sie schnell gereizt oder mutlos? Versagen Ihre bisherigen Hilfsprogramme?

Stress macht eng und starr, körperlich und seelisch. Er schränkt die Handlungsfähigkeit ein. Unser Nervensystem läuft nicht mehr rund. Es ist schlicht überfordert durch permanentes Hochtouren, oder es ermüdet, weil das Leben zu langweilig geworden ist. In der heutigen Arbeitswelt kommt manchmal beides zusammen: Unterforderung bei gleichzeitigem Druck.

Wenn wir hier nicht wirksam gegensteuern, kann das von Natur aus eigentlich sehr widerstandsfähige Nervensystem (Seite 19) irgendwann nicht mehr helfen. Der Parasympathikus, der Beruhiger unseres Nervensystems, stellt seine Dienste ein. Deshalb braucht er Unterstützung!

GEGENSTEUERN – ABER WIE?

Dem amerikanischen Nobelpreisträger und Psychologen Daniel Kahneman ist es gelungen, in einem einzigen Satz so etwas wie ein Patentrezept zu formulieren: eine Technik, mit der sich jeder Mensch in jeder Situation vor belastenden Gedanken und Gefühlen, Ängsten und anderen Stressfolgen schützen oder von ihnen befreien kann.

Eine geniale Formel

Es ist im Grunde genommen eine sehr einfache Technik, die nicht jahrelang erlernt werden muss. Sie ist transparent, plausibel und weder esoterisch noch auf andere Weise ideologisch geprägt.

Haben Sie eine Idee dazu? Wie könnte eine solche universelle Lösung aussehen?

Hier ist die Lösung:

»Glück erlebt man in Momenten, in denen man seine Aufmerksamkeit auf etwas Angenehmes richtet.«
Diese prägnante Formel ist tatsächlich die Essenz dessen, was die Wissenschaften in den letzten Jahren zum Thema »Gegensteuern – aber wie?« zusammentragen konnten.
Das bedeutet: Der Einzelne wird den Stress dieser Welt nicht abschaffen können. Und es macht auch wenig Sinn, darüber zu klagen. Aber jeder Einzelne hat die Möglichkeit, sich zu schützen, denn der Mensch besitzt die Fähigkeit, sich selbst in nahezu jeder Situation Glücksmomente zu verschaffen. Kein anderes Lebewesen ist dazu in der Lage.

Die Magie der Glücksmomente

Aber wie und wodurch wirken Glücksmomente so stark? Diese Frage kann die Wissenschaft heute ganz klar beantworten: Die Physiologie eines Glücksmoments blockiert jene Prozesse im Hirn, die innere Unruhe, Ängste und andere negative Reaktionen auslösen. Deshalb brauchen Körper, Geist und Seele immer wieder diese kleinen Glücksmomente, die Kahneman meint – viel dringender als die klassischen Ziele Besitz, Macht, Attraktivität, Karriere. Die heben zwar das Lebensgefühl und damit unsere innere Kraft auch, aber nur kurzfristig. Es ist so, wie der Volksmund sagt: Man gewöhnt sich an alles. Wer gesund bleiben oder werden will, wer seine psychischen und physischen Widerstandskräfte stärken will, braucht mehr und anderes. Nur das, was uns im Inneren wirklich berührt, kann uns nachhaltig stärken.
»Glück erlebt man in Momenten, in denen man seine Aufmerksamkeit auf etwas Angenehmes richtet.« Dieses Motiv wird Sie beim Üben der Dynamischen Entspannung begleiten. Denn es ist im Grunde die perfekte Anleitung, um zu finden, was wir alle suchen: erfüllende Beziehungen, Wertschätzung, Erfolgserlebnisse und Sinn in dem, was wir tun. Wenn das gelingt, werden wir nie mehr unter Stressstörungen leiden. Gewiss, es gibt immer wieder anstrengende Tage, aber sie hinterlassen keine bleibenden Spuren. Der zufriedene Organismus erholt sich sehr schnell. Und der glückliche Körper hilft dabei.
Soweit die Theorie. Für ihre Umsetzung ist allerdings Hilfe nötig. Und die finden Sie in diesem Buch!

Den Hebel zum Umschalten finden

Denken Sie an Ihre grauen, müden, lustlosen oder an die gehetzten, getriebenen, gestressten Tage. Mal ehrlich: Können Sie sich da vorstellen, Ihr Bewusstsein einfach mal auf etwas Schönes zu richten?
»Wenn ich gestresst bin und nicht schlafen kann, dann fehlt mir der Nerv, an etwas Angenehmes zu denken.« – »Ich wache morgens mit Druck im Bauch auf, und meine Gedanken kreisen dann den ganzen Tag nur darum.« – »Ich kann mir nicht befehlen, an

etwas Positives zu denken, wenn es nichts Positives in meinem Leben gibt!«
So ist es! Und deswegen setzt die Dynamische Entspannung genau hier an. Mit ihren Techniken gelingt das gezielte Umschalten auch dann, wenn Ihnen überhaupt nicht danach zumute ist. Das Nervensystem macht es möglich. Es lernt, sich in einen besonderen Zustand hinein zu entspannen: in den inneren Einklang. Er wird auch als Flow oder in der modernen Medizin als Herzkohärenz bezeichnet. Sie werden später mehr darüber erfahren und ihn vor allem auch erleben.
Im Zustand des inneren Einklangs löst sich unsere gedankliche Fixierung auf die diversen »Baustellen« unseres Lebens, mit denen wir uns gerade abplagen. Wir gewinnen Abstand zu all den kleinen »Nervereien« und Störungen des Alltags und können die eigene Aufgeregtheit darüber loslassen.
Der innere Einklang schenkt uns außerdem in jeder Situation ein angenehmes, wohliges Körpergefühl, ein inneres Strömen. Auch dann, wenn uns überhaupt nicht danach zumute war. Auf diese positiven Empfindungen können wir dann tatsächlich erfolgreich unsere Aufmerksamkeit richten – und Daniel Kahnemans Erfolgsformel umsetzen.

DIE MAGISCHE 28

Die Hirnforschung entdeckte gerade ein hochinteressantes Phänomen: Das Hirn nimmt 21 Tage lang Input auf und beginnt erst dann mit der Bildung neuer Nervenzellen. Veränderungen erfordern also einen etwas längeren Atem, ansonsten ist ein Scheitern vorprogrammiert. Das Nervensystem braucht diese 21 Umstellungstage, um in den anschließenden sieben Veränderungstagen endgültig neue Reaktionsmuster zu entwickeln. Nun werden Sie deutliche Fortschritte verspüren können. Rechnen Sie also mit 28 Tagen als Minimalprogramm. Danach genügen sporadische Auffrischungen.

Was müssen Sie tun?

Sie müssen Ihr Leben nicht umkrempeln. Sie können alles so belassen, wie es ist. Sie müssen sich nur 28 Tage lang (siehe Kasten) bewusst mit der Dynamischen Entspannung beschäftigen und in dieser Zeit mindestens sechsmal die magischen zehn Minuten des inneren Einklangs erleben. Dann wird etwas eintreten, das immer wieder so beschrieben wird: »Es ist, als ob sich plötzlich ein innerer Hebel umlegt.« 28 Tage? Vielleicht erscheint Ihnen der Aufwand zu groß. Aber keine Sorge! Die besondere Stärke der Methode ist die Unterstützung mit eingängiger Musik. Sie werden erleben, wie stark diese Mischung aus positiven Bewegungen, Musik und schönen Körpergefühlen auf Sie wirkt. Davon kann man gar nicht genug bekommen. Das motiviert. Und wer den inneren Einklang einmal erlebt hat, will ihn immer wieder haben!

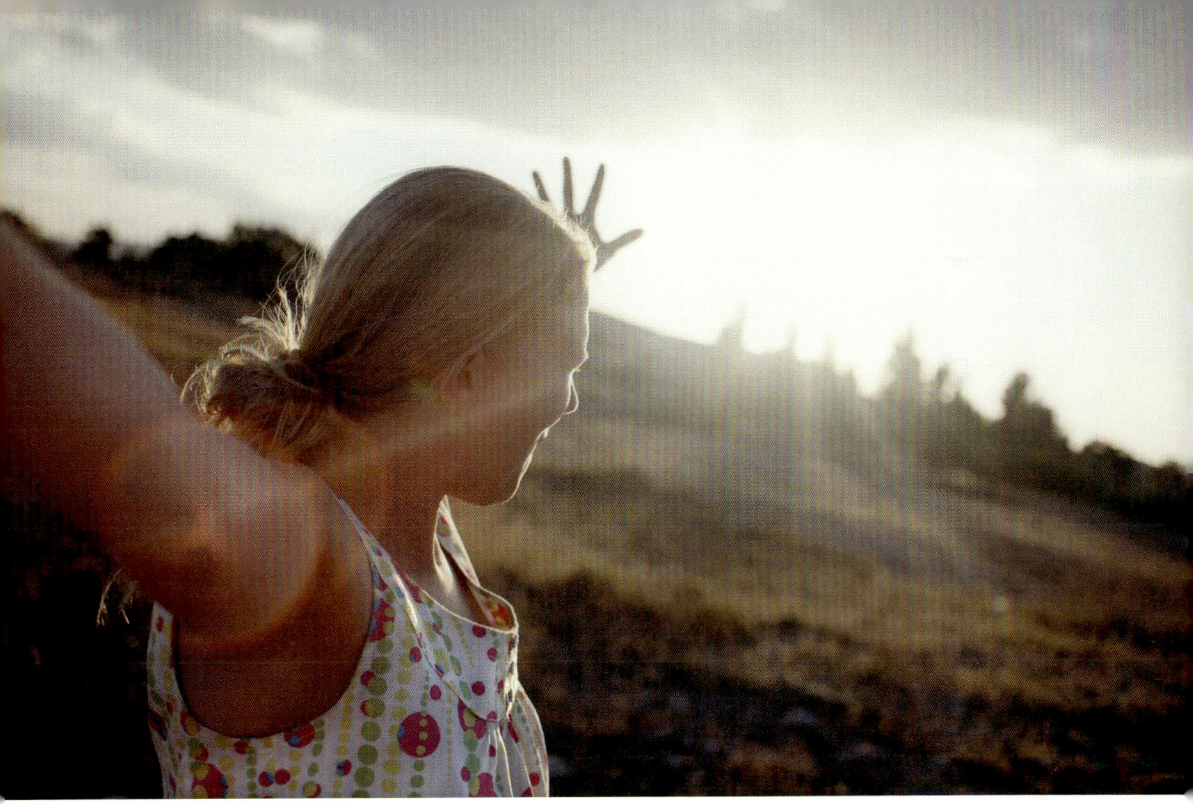

Bewegung und Musik öffnen das Herz, schenken ein gutes Körpergefühl und neue Energie.

BEWEGUNG UND MUSIK

Seit Jahrtausenden nutzen Menschen die Kraft von Bewegung und Musik zur Heilung, zur Beruhigung und zur inneren Stärkung.

Ein Mittel, das immer und jedem hilft

- Es fördert Heilungsprozesse, kann motivieren und beruhigen.
- Es löst Ängste und auch die hartnäckigsten Stressspannungen.
- Es kann negative Gedanken stoppen und positive stärken.
- Es führt unser Bewusstsein auf höhere Ebenen, auf denen sich der Sinn unseres Daseins erschließt.
- Es hilft Alt und Jung, dem gesunden und dem kranken Menschen.
- Man kann dieses Mittel nicht kaufen, deshalb kostet es auch nichts.
- Es wird überall auf der Welt angewandt, allerdings meist unbewusst.

Dieses ultimative Mittel heißt: Bewegung.

Gemeint sind vor allem Bewegungen, die etwas fühlbar Positives bewirken können. In der Dynamischen Entspannung heißen sie Winning Moves oder Einklangsbewegungen.

Winning Moves

Sie lockern und lösen bestimmte Gelenke, die sogenannten Hotspots, und aktivieren damit indirekt im Gehirn positive Emotionen. Diese wiederum veranlassen das Nervensystem, sich zu entspannen, in Balance zu gehen – bis sich der bereits erwähnte, wohltuende innere Einklang einstellt.
Um es gleich vorwegzunehmen: Die Bewegungen, um die es hier geht, haben nichts mit Sport oder Gymnastik zu tun. Sie brauchen keine besondere Fitness dafür, Sie müssen sich nicht verrenken. Selbst wenn Ihre Bewegungsmöglichkeit eingeschränkt ist, können Sie die Winning Moves anwenden!

Die Macht der Musik

Mit den bildgebenden Verfahren der modernen Hirnforschung wurde in den letzten Jahren auch die Wirkung der Musik untersucht. Man stellte fest: Musik bringt das ganze Gehirn in Wallung!
Musik beschleunigt und vertieft positive Veränderungsprozesse. Am stärksten wirkt sie auf das limbische System, also auf unser emotionales Gehirn. An allen Launen und Blockierungen vorbei aktiviert sie dort – wie die Winning Moves auch – Emotionen, die unser Nervensystem beruhigen und auf eine gute Weise anregen.
Diese tiefgehende Wirkung der Musik erkannte der griechische Philosoph Platon bereits vor rund 2400 Jahren. Er schrieb: »Musik und Rhythmus finden ihren Weg zu den geheimsten Plätzen der Seele.«
Musik begleitet uns durch unser gesamtes Leben. Sie beruhigt uns in Situationen, in denen wir uns fürchten, sie motiviert uns und bringt uns in Schwung, wenn wir mal durchhängen. Musik gibt uns das gute Gefühl zurück. Welche Musik haben Sie in Ihrer Jugend gern gehört? Sicher kennen Sie das: Wenn diese Musik erklingt, sind plötzlich die Erinnerungen wieder da.

Das Erfolgsrezept

Das Zusammenwirken von Rhythmen, Melodien und stimmigen Bewegungen kann Urkräfte des menschlichen Seins entfesseln. Dies wurde offensichtlich schon in ganz frühen Phasen der Menschheitsgeschichte zur Heilung, inneren Erbauung und Vorbereitung auf Großes genutzt.
In der Geschichte der Dynamischen Entspannung erwies sich der Rückgriff auf diesen Wirkzusammenhang als Durchbruch und Erfolgsrezept. Die Musik ist dabei mehr als eine Begleitung im Hintergrund. Sie ist ein dynamisches Element, das auf spezielle Weise mit den positiven Bewegungen verknüpft wird. Lassen Sie sich überraschen!

ENTSPANNUNG DURCH INNEREN EINKLANG

Entspannung ist immer erst der Anfang. Das Beste kommt danach! Eine entspannte Muskulatur ist ein guter Einstieg, mehr aber nicht. Dann sollte die Reise weitergehen – bis in den inneren Einklang. Wenn Bauch, Herz und Kopf zusammenfinden, dann weicht jeder Stress.

EINE METHODE FÜR IMMER UND ÜBERALL

Der eigene Wunsch nach Entspannung oder Ihr Arzt haben Sie möglicherweise bereits zum Autogenen Training oder zur Progressiven Muskelentspannung nach Jacobson geführt. Die Wirksamkeit dieser beiden Methoden konnte immer wieder belegt werden, deshalb sind sie bis heute die Standardmethoden, die zur Behandlung von psychosomatischen Störungen, Ängsten und anderen Stressymptomen empfohlen werden.
Und doch: Für viele Menschen sind diese Techniken einfach nicht das Richtige. »Ich schlafe dabei immer sofort ein«, sagen die einen. »Ich bin zu unruhig, um mich ruhig hinlegen zu können!«, sagen die anderen, häufig sind dies männliche Teilnehmer. Oder: «Es ist so schematisch, langweilig, irgendwie künstlich! Ich kann mich dazu einfach nicht motivieren!« Viele suchen zudem eine Methode, die man nicht nur auf der Übungsmatte anwenden kann oder nur, wenn man ungestört ist, sondern mitten im Leben, da, wo der Stress entsteht.

VON DER PMR ZUR DYNAMISCHEN ENTSPANNUNG

Positive Bewegungen machen positive Gedanken! Darauf sind nur wenige gekommen, bevor die Hirnforschung in den letzten Jahren die Belege dafür lieferte. Pioniere der Körperpsychologie wussten es schon vorher. Und auch der Begründer der Progressiven Muskelrelaxation (PMR), der amerikanische Arzt und Psychologe Edmund Jacobson, hat die Bedeutung des Körpers für die Psyche des Menschen erahnt.

Die Anfänge der Progressiven Muskelentspannung

Als Jacobson (1885–1976) die Muskelentspannung vor über 80 Jahren entwickelte, war sie eine innovative und segensreiche Methode. Kernpunkt war seine Entdeckung, dass Nervosität und körperliche Anspannungen miteinander korrespondieren. Das brachte ihn auf die Idee, seinen Patienten etwas für die damalige Zeit äußerst Ungewöhnliches vorzuschlagen: die Entspannung ihrer Muskulatur.
Die Urform der PMR war sehr kompliziert. Die Patienten mussten sich mit bis zu 50 Muskelgruppen beschäftigen, was viele überforderte. Die heute eingesetzten Formen der Progressiven Muskelentspannung (PME)/ Progressiven Muskelrelaxation (PMR) nach Jacobson sind einfacher, übersichtlich und weniger zeitaufwendig.

Die Entdeckung des »unabhängigen Wohlbefindens«

Die Weiterentwicklung der PMR zur Dynamischen Entspannung begann vor ungefähr 25 Jahren. Sie entspringt meiner langjährigen Zusammenarbeit mit Gerda Boyesen (1922–2005), einer Pionierin der körperorientierten Psychotherapie und Begründerin der Biodynamischen Psychologie. Sie bezeichnete sich selbst als »Psychodetektivin« und konnte intuitiv Zusammenhänge entdecken, die später von der Hirnforschung weitgehend bestätigt wurden. Besonders wichtig für die Theorie der neuen Entspannungsmethode ist ihre Beschreibung eines Phänomens, das sie »unabhängiges Wohlbefinden« nannte: Ein intaktes Nervensystem kann nahezu jederzeit und überall positive Emotionen aktivieren. Man muss dem Körper nur das geben, was er braucht. Dann kann drinnen die Sonne scheinen, auch wenn es draußen unfreundlich, kalt und stürmisch zugeht.

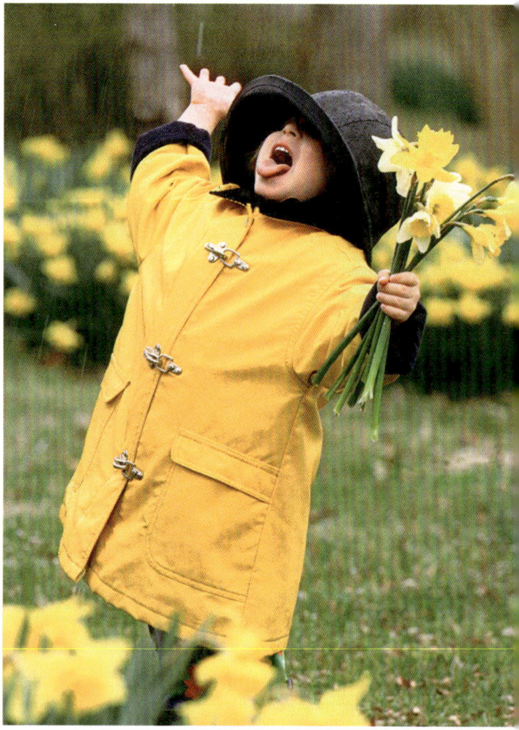

Das ist unabhängiges Wohlbefinden pur: sich trotz widriger Umstände des Lebens freuen.

PMR und Dynamische Entspannung: Unterschiede und Verbindendes

Das neue Wissen über das Innenleben des Menschen verändert natürlich auch die Entspannungspsychologie. Viele alte Lehrsätze haben sich als unzureichend erwiesen.
So sagt die Hirnforschung heute, dass entspannte Muskeln nur der Anfang sein können. Um eine nachhaltige Wirkung zu erreichen, ist es erforderlich, dass sich im Gehirn etwas verändert. Und dazu braucht das Gehirn stärkere, emotionale Reize.
Wir müssen lernen, uns zu fühlen. Erst dann können wir uns wirklich entspannen.
Diese Erkenntnis der Hirnforschung ist das Leitmotiv der Dynamischen Entspannung. Aus diesem Grund erweitert beziehungsweise modifiziert sie die Grundtechniken der alten Jacobson-PMR in vier Punkten:

- Die neue Methode ist dynamisch. Spezielle positive Bewegungen, die schon erwähnten Winning Moves, stehen im Zentrum.
- In der Dynamischen Entspannung arbeiten wir mit eingängiger, gefühlvoller Musik. In der Einübungsphase sollte sie möglichst immer dabei sein, denn sie stimuliert und intensiviert die Prozesse. Das erleichtert den Einstieg in diese Methode. Später reicht es schon aus, sich nur an die Musik zu erinnern.
- Wie die PMR arbeitet auch die Dynamischen Entspannung mit Gegensätzen. Allerdings ist der Wechsel von An- und Entspannung anders gestaltet. Er ist in den Fluss der Bewegung eingebunden. Und die Anspannung erfolgt ebenfalls mit Bewegung und nicht durch ein starres »Halten«.
- Die Dynamische Entspannung setzt nicht an den Muskelgruppen an, sondern an sieben Bewegungspunkten, die wir Hotspots nennen (siehe Kasten oben). Es sind wirklich »heiße«, also markante, zentral wichtige Punkte unseres Körpers. Denn sie beeinflussen unsere Psychomotorik und damit auch unsere Gefühle, unsere Gedanken und Handlungen. Diese Gelenke sind immer daran beteiligt, wenn der Organismus Druck übernimmt und Spannungen aufbaut.

So wird die altehrwürdige PMR im neuen Gewand jetzt als abwechslungsreicher und emotionaler erlebt. Sie macht Spaß, fühlt sich gut an. Und darum lieben viele diese Übungen und schaffen es, sie solange einzuüben, wie es erforderlich ist. Das wird auch Ihnen so gehen, da bin ich mir sicher!

DIE HOTSPOTS

Das sind folgende sieben zentrale Bewegungspunkte:

- Kiefer
- Schultern
- Ellenbogen
- Hände
- Becken
- Knie
- Füße

DIE ARBEIT MIT DEN HOTSPOTS

Die Winning Moves (Seite 12) bearbeiten die Hotspots. Dabei geht es darum, Spannungen an den einzelnen Hotspots zu lösen und sie in ein fließendes Zusammenspiel zu bringen.

Ein vernetztes System

Dem Modell der Hotspots liegt die Vorstellung eines vernetzten Systems zugrunde. Das können Sie sich so vorstellen: Kiefer, Schultern, Ellenbogen, Hände, Becken, Knie und Füße kommunizieren permanent miteinander – in die eine oder andere Richtung. Sie können im Bruchteil einer Sekunde die Motorik beziehungsweise Psychomotorik in vollkommene Erstarrung versetzen, etwa in Bedrohungssituationen. Sie können aber auch in einem lösenden Zusammenwirken die positive Psychomotorik entfalten.

Negative und positive Psychomotorik

➤ Probieren Sie es gleich einmal aus: Pressen Sie für 1 bis 2 Minuten Ihre Lippen so zusammen, dass sich in der Kiefermuskulatur ein gewisser Druck aufbaut. Was passiert? Spüren Sie, dass sich dabei auch andere Muskeln anspannen? Im Nacken zum Beispiel? Oder im Becken?

➤ Ein anderes Experiment: Halten Sie Ihren Kiefer locker, zum Beispiel mit leichten Mundbewegungen, und entspannen Sie zusätzlich Ihre Hände. Lassen Sie sich etwas Zeit, um in angenehme Entspannungsbewegungen zu kommen. Wenn das gelingt, können Sie vermutlich spüren, wie sich auch andere Körperbereiche entspannen.

Diese psychomotorische Vernetzung nutzt die Dynamische Entspannung. Wenn die Hotspots optimal miteinander kommunizieren, entwickelt sich eine feine, wohltuende, wellenförmige Bewegung. Sie erfasst den ganzen Organismus, streichelt das emotionale Gehirn und macht es auf diese Weise möglich, dass Verstandeshirn und emotionales Gehirn zu einer Harmonie gelangen, die das Nervensystem in den wunderbaren Zustand des inneren Einklangs versetzen.

Der innere Einklang

Entspannung ist nämlich erst der Anfang, das Beste kommt danach: der innere Einklang. Das sind die Momente, in denen alles stimmt, in denen jeder innere Druck weicht. Sie fühlen sich vollkommen einverstanden mit sich selbst. Dann verlieren Ängste, Schuldgefühle, Spannungsschmerzen, Sinnkrisen an Bedeutung, und die Lebensenergien können wieder fließen. Von Mal zu Mal wird das leichter. Veränderungen gelingen, und neue Perspektiven öffnen sich. Das ist der Kern dieser Methode, darum geht es immer wieder. Später werden Sie dazu noch Genaueres erfahren.

SO HILFT DIE DYNAMISCHE ENTSPANNUNG

Die Winning Moves der Dynamischen Entspannung haben die Aufgabe, den Parasympathikus, also den großen Beruhiger im Nervensystem (Seite 19), zu aktivieren. Wenn das gelingt, lösen sich innere Anspannungen jeder Art, und die guten Gefühle kommen zurück. Dann gelangen Sie zu einer geistigen Klarheit, die Sie nie mehr missen wollen.
Diese starken Effekte helfen Ihnen dabei, …

- auch in kritischen Situationen handlungsfähig zu bleiben,
- Schlafstörungen, nächtliches Zähneknirschen, Konzentrationsschwäche, Energieverlust und andere offensichtliche Stressfolgen in den Griff zu bekommen,
- Spannungsschmerzen zu lindern und in ihrer Bedeutung zu verstehen,
- Gefühle wie Trauer, Schmerz, Angst und Einsamkeit anzunehmen, zu verarbeiten und zu spüren, dass letztlich alles gut wird und seinen Sinn hat.

Außerdem ist es möglich, …

- Angststörungen und Panikattacken mithilfe der systematischen Entspannungsprogramme zu behandeln,
- sich auf Herausforderungen gezielt vorzubereiten: »Jetzt kommt es darauf an!«,
- dem Burn-out anregend und situationsgerecht vorzubeugen: »Ich mache mich stark.«

Übrigens: Der aktive Parasympathikus wirkt natürlich auch nach außen. Das innere Strömen macht locker, beweglich, anziehend, befreit zudem von Frustpfunden und bringt die Augen zum Strahlen. Wahre Attraktivität kommt eben immer von innen.

Gehen Sie in die Winning Moves!

- Sie brauchen kreative Ideen, gute Formulierungen? Gehen Sie in die Winning Moves, die Einklangsbewegungen.
- Sie können nicht Nein sagen, obwohl Sie Nein fühlen? Gehen Sie in die Winning Moves!
- Angstgefühle steigen hoch? Gehen Sie in die Winning Moves!
- Sie können nicht abschalten und nehmen den Druck des Tages mit in den Abend? Gehen Sie in die Winning Moves!
- Ärger überkommt Sie. Sie wollen ihn aber nicht zeigen?
- Sie haben eine Niederlage erlitten?
- Die Kräfte schwinden?
- Sie schauen am Morgen in den Spiegel und erschrecken?
- Sie möchten verzeihen und schaffen es nicht richtig?
- Sie fühlen sich übersehen oder schlecht behandelt?
- Sie brauchen Mut, etwas zu tun?
- Immer gleiche Gedanken kreisen unablässig in Ihrem Kopf?

… Gehen Sie in die Winning Moves!

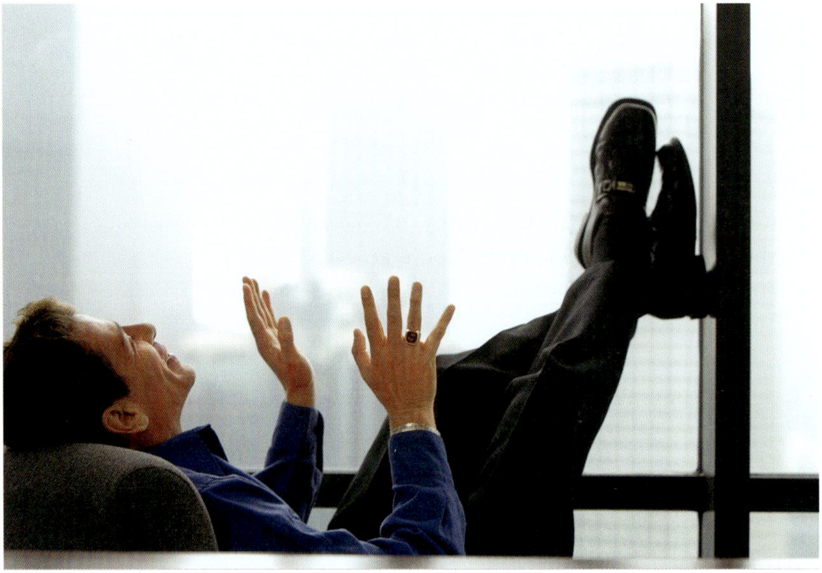

Legen Sie immer mal wieder eine kleine Winning-Moves-Pause ein! Es ist überall möglich, zumindest Hände und Kiefer zu entspannen (Seite 44). Die Bewegungen müssen gar nicht sichtbar, nur fühlbar sein. So können Sie ganz einfach Ihre Energie wieder in Fluss bringen.

Das hilft immer und überall

Im Grunde können Sie dieses System in allen Situationen anwenden. Etwas bedrängt Sie von innen oder von außen – und Sie reagieren. Es ist im Grunde ganz einfach:
Sie richten Ihre Aufmerksamkeit konsequent auf Ihre Hotspots und beginnen, diese zu lösen, sie zu entspannen oder zu beleben – und das mithilfe der Winning Moves, die Sie mit der Dynamischen Entspannung kennenlernen und einüben werden.
Kiefer, Schultern, Ellenbogen, Hände, Becken, Knie und Füße vernetzen sich dabei und finden gemeinsame Bewegungen, Einklangsbewegungen. Diese sind ganz fein, nahezu unsichtbar, und »karibisch«. Sie wirken direkt auf das emotionale Gehirn und aktivieren hier die emotionalen Prozesse, die das Nervensystem beruhigen und in den inneren Einklang bringen können.

Hotspots im Alltag

Vielleicht hört sich das für Sie jetzt noch etwas kompliziert und aufwendig an, ist es aber nicht. Im Gegenteil. Sie müssen nur bereit sein, einen bewussten, fühlenden Kontakt zu Ihren Hotspots aufzubauen, alles andere folgt dann wie von allein. Spüren Sie also tagsüber immer mal wieder in die Hotspots hinein. Räkeln und bewegen Sie sich in ihnen, in jeder Situation. So wie es freie, naturnahe Menschen unbewusst den ganzen Tag tun.

DIE AKTIVIERUNG DES PARASYMPATHIKUS

Mit den sechs »Reisen« der Dynamischen Entspannung (ab Seite 32) verankern sich die Winning Moves, die Einklangsbewegungen, im Körpergedächtnis, und es wird Ihnen immer leichter fallen, auf sie zurückzugreifen – am Anfang noch bewusst, später verselbstständigen sich diese Prozesse.

Wie lässt sich die enorme Wirkung dieser Bewegungen erklären? Ganz einfach. Mit den Einklangsbewegungen gelingt etwas, das lange für unmöglich gehalten wurde: die bewusste, gezielte Aktivierung des Parasympathikus. Er ist die Instanz des Nervensystems, die für Beruhigung, Entspannung, Sammlung und gute Gefühle zuständig ist. Der Parasympathikus arbeitet unbewusst und lässt sich deshalb in der Regel nicht mit unserem Willen steuern.

Die Ausnahme bilden Menschen, die sich intensiv mit Meditationen und anderen geistigen Praktiken beschäftigen. Ihnen kann tatsächlich ein rein mentaler Zugang zum Unterbewussten gelingen – das jedenfalls ergaben neue Forschungen.

Aber nicht jeder will täglich stundenlang meditieren. Und wer Geld verdienen muss oder Karriere machen will, auf wen Kinder, Partner und andere Menschen warten, der kann es auch gar nicht.

Wer es also gedanklich nicht schafft, dem gelingt es mit den Einklangsbewegungen, den Parasympathikus gezielt zu aktivieren. Oder mit speziellen Massagetechniken. Die bereits erwähnte Physiotherapeutin und Psychologin Gerda Boyesen hat auf diesem Gebiet vor 50 Jahren Pionierarbeit geleistet.

Es geht also um Ihren Parasympathikus. Um den Dialog mit ihm. Folgende Imagination kann diesen Zugang erleichtern.

In Kontakt mit der wohltuenden inneren Quelle kommen

➤ Stellen Sie sich vor, dass in Ihrem Organismus eine Quelle sprudelt, die Sie mit Liebe, Zuversicht und Ruhe versorgt – und die vor allem dann anspringt, wenn Sie Krisen durchleben, Schmerzen und Wunden heilen müssen. Versuchen Sie, sich diese Quelle vorzustellen: eine Sonne, ein ruhiger Wald, ein Fluss, ein Gesicht ...

➤ Fokussieren Sie Ihre Aufmerksamkeit auf diese Quelle. Können Sie etwas von ihrer Wirkung spüren? Vielleicht möchten Sie Ihre Quelle ansprechen: »Schön, dass es dich gibt!« Oder: »Ich nehme dich wahr!«

Wenn der Parasympathikus Ihr Dialogpartner wird, werden Entspannung und innerer Einklang Ihre ständigen Begleiter. Dann gibt es keine Stressprobleme mehr. So einfach ist es! Deswegen sollten Sie den Parasympathikus zu Ihrem Freund werden lassen. Dazu ist es nie zu spät, und es lohnt sich in jedem Fall.

Ein neuer Freund

»Nerven wie Drahtseile. Die Nerven verlieren. Es geht mir auf die Nerven. Die Nerven liegen blank.« Solche und ähnliche Redewendungen bringen zum Ausdruck, wie eng unser Seelenleben mit dem Nervensystem zusammenhängt.

Wenn Sie sich nicht wohlfühlen, wenn Sie den Druck im Bauch nicht loswerden, wenn Sie schnell ermüden oder mit anderen Stressfolgen zu tun haben, dann rebelliert nicht die Psyche, wie man bislang dachte, sondern das Nervensystem.

Die große Bedeutung des Nervensystems wurde erst in den letzten Jahren so richtig erkannt. »Lass die komplizierte Psyche in Ruhe! Sie will sich sowieso nicht ändern. Setze lieber auf die Potenziale deines Nervensystems!« So könnte der neue Slogan lauten, und er beschreibt eine drastische Neuorientierung in der Psychologie.

GEGENSPIELER IM NERVENSYSTEM

Das Nervensystem besteht aus zwei Teilen, die gegensätzliche, aber gleichermaßen wichtige Funktionen haben und durch ihr Zusammenspiel immer wieder für ein Gleichgewicht im Organismus sorgen. Es sind Sympathikus und Parasympathikus.

Sympathikus und Parasympathikus

- Der **Sympathikus** ist der Aktivierer, er fährt die Energie des Körpers hoch und bereitet ihn auf Herausforderungen vor, mobilisiert Motivation, Kraft und Durchhaltevermögen.
- Der Gegenspieler ist der **Parasympathikus,** der innere Entspanner, die beruhigende Instanz in unserem Nervensystem. Er aktiviert Prozesse von Regeneration, Verdauung und neuem Energieaufbau.

Man muss sich den Parasympathikus als ein Bündel von Nervenleitungen vorstellen, das den Körper durchzieht, um die Muskulatur und die inneren Organe zu entspannen. Er fördert nicht nur das körperliche, sondern auch das seelische Verdauen. Er beruhigt, weitet und löst.

Immer wenn es Ihnen gut geht, wenn Sie gut schlafen, sich über sich selbst und andere Menschen freuen, dann ist der Parasympathikus aktiv. Nur er kann uns schöne Gefühle und kreative Gedanken bescheren. Nur er stärkt die Widerstandskräfte und die Selbstregulation unseres Organismus.

Der aktive Parasympathikus ist also der Schlüssel zu einem Leben, wie es sich die meisten wünschen.

Das Gleichgewicht ist entscheidend

Vergleichen wir die Funktion des Nervensystems mit einer Welle. Die Farbe rot steht für die Aktivitäten des Sympathikus, blau für die des Parasympathikus. Je stärker diese Welle

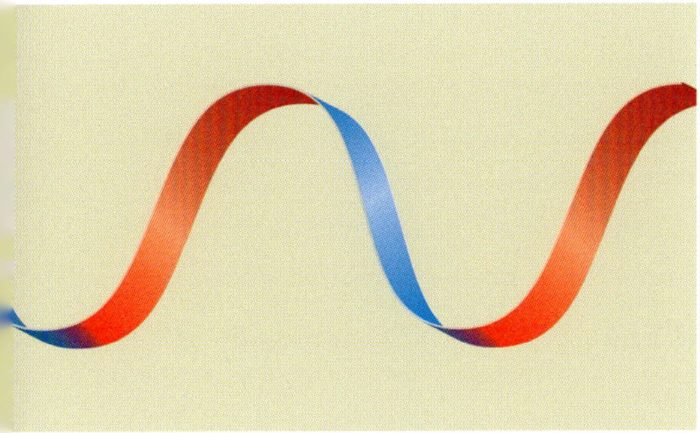

Die Aktivitäten des Nervensystems verlaufen wie eine Welle: Mal dominiert der Sympathikus (rot), mal der Parasympathikus (blau). Je stärker und gleichmäßiger die Welle schwingt, desto besser geht es uns – denn beide Aspekte sind für unser Wohlbefinden notwendig, sowohl Anregung als auch Entspannung.

schwingt, desto leichter und selbstverständlicher können sich rote und blaue Energien entfalten. Wir sind motiviert und erbringen Leistungen, erholen uns danach und genießen die Früchte der Anstrengungen.

Das Nervensystem braucht beides, Stimulation und Loslassen. Das eine funktioniert nicht ohne das andere.

In Stresszeiten aber dominiert der Sympathikus. Dann übernimmt er die Herrschaft, befeuert jede Zelle und lässt dem Menschen keine Ruhe. Und wenn sich dieser Zustand verselbstständigt, können wir nicht mehr abschalten. Dann bringt auch das Ausschlafen am Wochenende nichts, und selbst ein aufwendiges »Wellness-Wochenende« hat nicht den erwünschten Erfolg. Kaum an den Arbeitsplatz zurückgekehrt, ist alles wieder da: die Müdigkeit, der Druck, die innere Hetze, das ganze Stress-Elend.

Es ist eben nicht möglich, sich im Voraus, also gewissermaßen auf Vorrat zu entspannen! Die einzige sinnvolle Strategie ist die Aktivierung des Parasympathikus. Zu diesem Weg gibt es tatsächlich keine Alternative!

Den Parasympathikus einladen

Aber die Sache hat einen Haken. In Stresszeiten, wenn der Sympathikus den Raum einnimmt, findet der Parasympathikus keinen Spielraum mehr, er zieht sich zurück und meldet sich nicht mehr. Deshalb spüren wir uns in solchen Zeiten ja auch so wenig, werden so wenig gewahr, was in uns passiert. Wir übergehen die Bedürfnisse nach Innehalten und Loslassen, nach schöner Musik und ereignislosen Stunden.

Leider führt der Parasympathikus sein eigenes Leben. Er arbeitet weitgehend unbewusst und macht, was er will. Er lässt sich nicht drängeln und nichts befehlen. Er muss eingeladen werden! Das wird Ihnen mit der Dynamischen Entspannung und den Einklangsbewegungen gelingen. Mit Sicherheit.

So machen Sie sich den Parasympathikus zum Freund, zum ständigen Begleiter, und es wird Ihnen immer leichter fallen, das Nervensystem in eben jenen optimalen Zustand zu versetzen, der bereits an anderer Stelle erwähnt wurde: in den inneren Einklang.

DER INNERE EINKLANG

Nach diesem Zustand suchen die Menschen schon immer, und in der Regel glaubte man, dass der Weg dorthin mühsam sei. Manche gingen in Klöster oder nahmen andere Entbehrungen auf sich. Andere kletterten 8000er hoch oder folgten Gurus, nur um dieses Gefühl absoluten Friedens und Glücks zu finden. Dabei ist der Weg im Grunde einfach, man muss nur eine Möglichkeit finden, um den Parasympathikus zu aktivieren, sodass das Nervensystem in eine besondere Harmonie gelangen kann.

Der innere Einklang ist also weniger ein mystisches als vielmehr ein biologisches Phänomen – eine besondere Form von Entspannung eben. So beschrieb es erstmalig der französisch-amerikanische Arzt und Neurobiologe David Servan-Schreiber 2001 in seinem Weltbestseller »Die neue Medizin der Emotionen«. Er nennt den inneren Einklang ein »Medikament, das immer wirkt« und schreibt ihm die folgenden Wirkungen zu:

- Es verschafft Wohlbehagen und reduziert den Bluthochdruck und andere Spannungszustände.
- Es hilft uns, nachts besser zu schlafen und uns tagsüber konzentrieren zu können.
- Es baut Stress und Müdigkeit ab.
- Es beseitigt Angstgefühle und bewahrt uns vor Depressionen.
- Es verlangsamt den Alterungsprozess.

Da der Organismus dieses »Medikament« selbst produziert, steht es immer zur Verfügung. Im inneren Einklang befindet sich das Nervensystem in einer optimalen Balance. Atmung, Herz-Kreislauf-, Hormon- und Immunsystem, Emotionen und Gedanken streben in eine gemeinsame Richtung, verbünden sich. In diesen Momenten löst sich jede innere Spannung – und somit lösen sich auch Sorgen, Schuldgefühle und andere Stressgedanken. Nie ist der Mensch klarer, mutiger, freier, kreativer und leistungsbereiter als im inneren Einklang.

Das höchste der Gefühle

Der innere Einklang ist das höchste der Gefühle. Er kann je nach Situation verschiedene Gesichter haben, sich mal so, mal so anfühlen. Hier sind einige Beispiele:

- Ich könnte die Welt umarmen.
- Ich könnte Bäume ausreißen.
- Es ist alles gut so, wie es ist.
- Mein Leben ist ein Geschenk.
- Aus tiefster Seele sage ich Ja zum Leben.

Der innere Einklang verhilft zu einem veränderten Blick auf das Leben. Für Momente aus dem Strudel auszusteigen, um wieder zu sich selbst zu kommen – das wird jetzt möglich. In diesem Zustand können sich die Selbstheilungskräfte und die Potenziale eines Menschen voll entfalten. Das ist wichtig für alle, die gesund bleiben oder werden wollen, neue Wege suchen oder Großes leisten wollen.

MIT GUTEN GEFÜHLEN ZUM ERFOLG

Zur Dynamischen Entspannung muss man sich nicht überwinden. Dass sie immer wieder ein Erlebnis ist, macht das Üben leicht. Außerdem müssen Sie keine komplizierten oder künstlichen Dinge lernen, sondern nur das nutzen, worüber Sie sowieso von Geburt an verfügen.

Sie werden überrascht sein, wie gut es Ihnen gelingen wird, die Winning Moves anzuwenden und wie stark die Wirkungen sind. Selbst auf dem Zahnarztstuhl funktioniert es. Und selbst hartnäckige Skeptiker, die sonst einen weiten Bogen um diese Themen machen, finden Freude daran.

Das hat damit zu tun, dass die Bewegungen auf einem natürlichen Selbstregulations-Mechanismus basieren, über den jeder Mensch verfügt: die positive Psychomotorik.

Die positive Psychomotorik wiederfinden

Bei kleinen Kindern können wir es wunderbar beobachten: Immer mal wieder tauchen sie ab in einen Zustand, in dem sie nur für sich, ganz bei sich sind. Gerade eben hat ein Kind noch mit anderen herumgetobt. Und dann nimmt es plötzlich eine Auszeit. Dabei liegt es aber keinesfalls stumm und regungslos auf dem Sofa. Das Kind ist in Bewegung. Es können winzige Bewegungen sein. Vielleicht schaukelt es ein bisschen hin und her und begleitet diese Minibewegungen mit einem Summen oder Singen. Kurz danach rast der Kleine wieder los: aufgeladen, voller Energie und mit sprühender Lebenslust.

Und das ist es, was auch Sie mit der Dynamischen Entspannung wieder lernen, wieder finden: die Fähigkeit, sich aus jeder Situation heraus – eben dann, wenn Sie es brauchen – in den inneren Einklang hineinzubewegen, diesen Zustand genussvoll auszukosten und nach einer gewissen Zeit wieder kraftvoll durchzustarten.

Den Weg wieder freilegen

Wir Erwachsene müssen uns den Weg zu diesem natürlichen Schutz- und Selbsthilfeprogramm allerdings erst wieder bahnen.

Er ist bei den meisten von uns zugewuchert, weil wir ihn so lange nicht gegangen sind.

Das ist ein Bild, das Hirnforscher gern benutzen, um eine ihrer wichtigsten Erkenntnisse für uns Laien nachvollziehbar zu machen. Es besagt: Wir haben von Natur aus wunderbare Fähigkeiten zur Selbstregulation in uns, an die wir anknüpfen können. Aber das klappt nur, wenn wir uns eine Zeit lang aktiv und konsequent dafür einsetzen. Im Bild gesprochen: Wir müssen den zugewachsenen Pfad erst einmal frei trampeln und ihn durch regelmäßige Benutzung wieder zu einer breiten Straße machen.

Genau das ist eine Erklärung dafür, warum es uns oft so verdammt schwer fällt, Übungsprogramme durchzuhalten: Das »Freitrampeln« macht Mühe und braucht eine gewisse Zeit. Man hat gerade entdeckt, dass unser Gehirn 21 Tage lang einen Widerstand gegen Veränderungen aufbaut.

Was brauchen wir, damit es doch gelingen kann? Die Antwort lautet: positive Emotionen, Begeisterung!

Die Fähigkeit, sich zu entspannen, ist in jedem angelegt, nur ist der Weg dorthin oft kaum benutzt. Es kostet einen gewissen Einsatz, ihn zu verbreitern und leicht begehbar zu machen. Aber es lohnt sich immer!

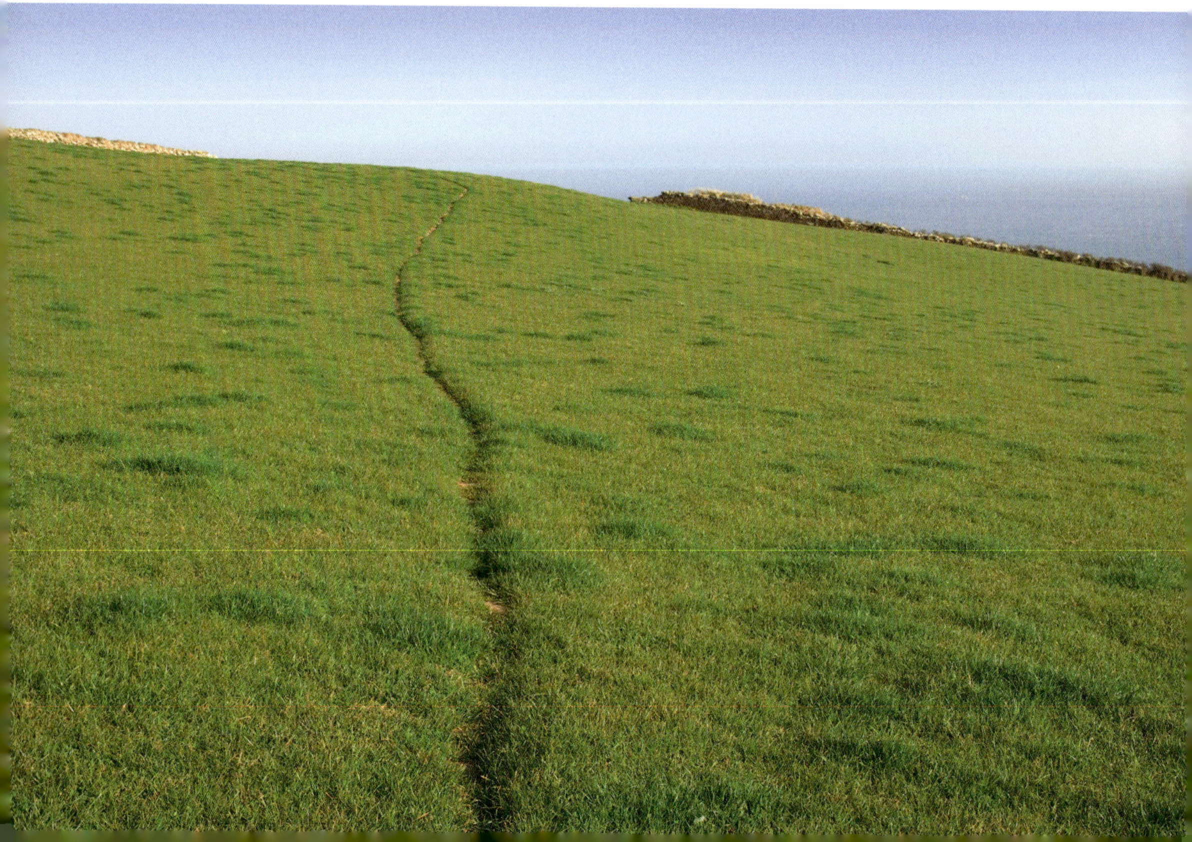

WIE VERÄNDERUNG GELINGT

Wie schaffen wir es, die zugewachsenen Pfade wieder zu öffnen? Und wie gelingt es, künftig nicht den gewohnten Mustern zu folgen, sondern das Programm zu wechseln? Was motiviert uns überhaupt, Energie für etwas Neues zu investieren und zum Beispiel 28 Tage lang (Seite 10) mit der Dynamischen Entspannung zu arbeiten?

Wir brauchen positive Emotionen!

Die Hirnforschung liefert seit etwa zwei Jahrzehnten neue Antworten auf alte Fragen. Sie kann mit Hilfe von bildgebenden Verfahren dem Gehirn sozusagen »bei der Arbeit zuschauen«. Zwar nicht bis ins Detail (was wir denken, bleibt unser Geheimnis!), aber doch so, dass viele hilfreiche Erkenntnisse möglich wurden. Dazu gehört auch die, dass bereits am Anfang unseres Lebens alles angelegt ist. Aber: »Use it or loose it!« – will sagen: Was wir nicht benutzen, verkümmert.

Die gute Nachricht ist jedoch, dass unser Gehirn ein Leben lang formbar bleibt, denn es ist bis zum letzten Atemzug in der Lage, neue Nervenverbindungen zu schaffen und sich so weiterzuentwickeln. Das allerdings kommt nicht von allein. Denn das Gehirn ist auch träge und liebt die eingeschliffenen Muster und Gewohnheiten. Es verändert sich nur durch Erfahrungen, durch emotionale Erfahrungen. Allein sie bringen das Gehirn in Wallung, positiv wie negativ.

Vier Zutaten fürs Gelingen

Wollen wir unser Gehirn also dazu motivieren, die Winning Moves einzuüben, benötigt es einen Anreiz-»Cocktail« mit den folgenden Zutaten:

- Erstens die Motivation, überhaupt etwas verändern zu wollen. Ein »Ich müsste eigentlich mal« genügt da nicht. Nein, Sie müssen schon die Absicht verspüren und gespannt sein – nicht nur auf das Ergebnis, sondern auch auf die Schritte dorthin.
- Zweitens und vor allem: Begeisterung, also starke positive Emotionen.
- Drittens die Unterstützung durch ein positives Körpergefühl, damit sich positive Emotionen überhaupt aktivieren können.
- Viertens: Damit die Gefühle den richtigen Weg finden, braucht das Gehirn Anknüpfungspunkte – die Wissenschaft nennt sie somatische Marker. Es sind im Körpergedächtnis gespeicherte positive Erfahrungen. Diese verkörperten Erinnerungen spielen in der Dynamischen Entspannung eine große Rolle.

Motivation müssen Sie selbst mitbringen, den Rest des »Cocktails« hält die Dynamische Entspannung für Sie bereit.

Viel Erfolg und Freude beim Einüben der Winning Moves und beim Umschalten in den inneren Einklang!

BEVOR SIE STARTEN

Im Folgenden finden Sie wichtige Informationen für das Verständnis und die Nutzung der Übungsprogramme. Es sind Hinweise, worauf Sie achten sollten – und worauf Sie nicht achten müssen. Im übrigen ist diese Methode für den Alltag gemacht! Beginnen Sie also bald damit, einige Elemente dort einzuüben: Wenn Sie am Schreibtisch sitzen, lockern Sie 10 Sekunden lang den Kiefer. Solche kleinen Schritte reichen vollkommen aus.

TIPPS FÜRS ÜBEN

Unser Leben wäre einfacher, entspannter und freudiger, ohne falsche Ängste und Aufregungen, wenn es einen inneren Freund gäbe, der uns immer wieder ermutigt und beruhigt. Der uns mit guten Gefühlen und Energien versorgt. Der uns aber auch rechtzeitig warnt und uns zeigt, wenn wir in die falsche Richtung gehen. Und der uns immer die Treue hält. Nun haben Sie ja bereits gelesen, dass jeder Mensch einen solchen inneren Berater besitzt, nämlich den Parasympathikus, den Beruhiger und Gefühlsspender unseres Nervensystems (Seite 19) – und dass wir diesen treuen Begleiter nicht mehr kennen, ihn vergessen haben.

Die Übungen stellen den Kontakt wieder her. Bald wird es für Sie ganz selbstverständlich werden, Ihren Parasympathikus direkt anzusprechen, wann immer Sie es brauchen. So wie es der Nobelpreisträger Daniel Kahneman empfiehlt, richten Sie dann die Aufmerksamkeit auf Ihren inneren Begleiter, und der versorgt Sie mit schönen Gefühlen, Vorfreude, stärkenden Erinnerungen oder mit Momenten des inneren Einklangs. Dann fühlen Sie sich wohl in Ihrer Haut, in Ihren Körpergefühlen zu Hause. Komme, was wolle!

Wie oft und wie lange üben?

Ihr Organismus muss umlernen. Dazu braucht er in der ersten Zeit kontinuierliche Anreize. Geben Sie Ihrem Nervensystem vier Wochen Zeit, um die Winning Moves zu integrieren. Wie bereits im vorangehenden Kapitel erwähnt, passiert aus Gründen der »internen Betriebsabläufe« in unserem Gehirn in den ersten 21 Tagen sowieso nicht viel. Danach aber umso mehr!

- Arbeiten Sie also zu Beginn 28 Tage lang mit den Übungsprogrammen. Im Grunde wäre es sinnvoll, täglich auf eine der Entspannungsreisen zu gehen. Manchmal ist dies aber einfach nicht möglich.

- Beschränken Sie sich bei Zeitmangel auf einen Teil einer Reise – wenigstens auf das Kiefer-Musik-Training. Auch wenn es nur wenige Minuten sind: besser so, als gar nicht. Denn neue Muster erfordern kontinuierliches Wiederholen. Was viele Jahre in Ihnen gewachsen ist, ändert sich nicht von allein. Also: Bleiben Sie dran. Mindestens zehn Minuten am Tag in den ersten vier Wochen.
- Machen Sie nie mehr als eine Reise am Tag, denn das Nervensystem braucht Zeit, um die neuen Erfahrungen zu integrieren. Sie können aber bei Bedarf durchaus eine Reise wiederholen.
- Lernen Sie erst einmal alle Reisen kennen, am besten in der Reihenfolge des Buchs beziehungsweise der CD. Danach suchen Sie sich jeweils diejenige heraus, die Sie gerade am nötigsten brauchen.

Wo und wie üben?

- Sie können alle Übungen im Stehen, Sitzen oder Liegen durchführen.
- Nur die »Reise in den inneren Einklang« benötigt einen geschützten Raum. Die anderen Trainings können Sie überall praktizieren, und genau das möchte ich Ihnen auch ans Herz legen. Verbinden Sie das Einüben der Winning Moves und der Hotspot-Lösungen möglichst häufig mit Alltagssituationen. Denn im Alltag benötigen Sie den aktiven Parasympathikus wahrscheinlich eher als auf der Übungsmatte.
- Überspielen Sie die CD auf einen MP3-Player. Dann können Sie jederzeit auf die Reisen oder auf Teile davon zurückgreifen.
- Weil die CD nur eine beschränkte Kapazität hat, enden die Anleitungen dort, wo das eigentliche Genießen und Entspannen beginnt. Deshalb sollten Sie sofort nach Ende der Reise den CD- oder MP3-Player abstellen, um nicht durch die nächste Anleitung gestört zu werden.
- Nach einigen Wiederholungen werden Ihnen die Abläufe vertraut sein, und die Anleitungen stören dann eher. Deshalb stellen

Machen Sie die Winning Moves mal im Auto. So relaxed sind Sie sicher selten gefahren …

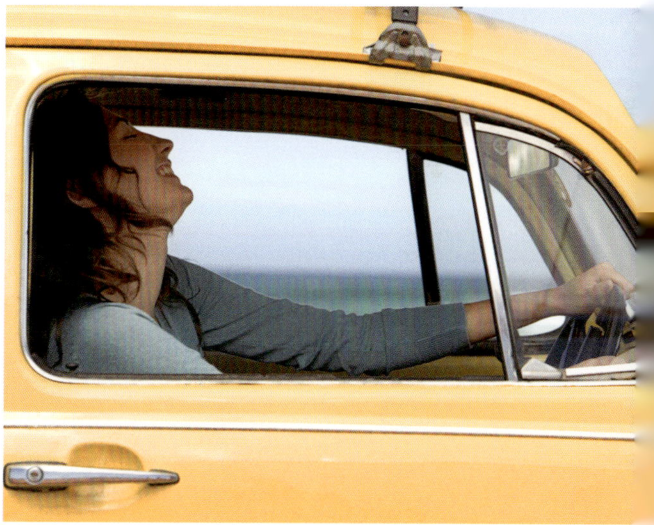

wir Ihnen die Reisen ohne Anleitung, nur mit Stichworten, im Internet zur Verfügung unter www.dynamische-entspannung.de.

- Wie Sie die Bewegungen angehen, wie lange und in welcher Intensität, das können nur Sie selbst entscheiden. Denn Sie sind der einzige Mensch, der weiß, was für Sie stimmt und was nicht. Der Sinn der Winning Moves liegt nicht in der körperlichen Ertüchtigung (obwohl sie als Nebeneffekt durchaus eintritt), sondern in der Aktivierung positiver Emotionen. Darauf sollte sich Ihre Aufmerksamkeit richten. Es geht ums Fühlen!
- Die beschriebenen Bewegungen dienen als erste Ansatzpunkte. Sie können später alle Bewegungen variieren und Ihren eigenen Impulsen folgen. Denn um diese geht es!
- Die Bewegungen sind nur am Anfang bei den ersten Übungserfahrungen relativ grob. Danach verfeinern sie sich, und irgendwann integrieren sie sich von allein in Ihre Bewegungsgewohnheiten. Das ist der Übergang von der Stressmotorik zur positiven Motorik.

Atem und Stimme

- Sie werden bei den Übungen keine Hinweise zum Atmen finden. Der »richtige« Atem kommt bei der Dynamischen Entspannung durch die Bewegungen ganz von allein!
- Versuchen Sie, so häufig wie möglich Ihre Stimme mitmachen zu lassen. Sie können zum Beispiel die Musik mitsummen oder mittönen, oder Sie finden einen eigenen Singsang. Manchmal passt auch ein Seufzen oder Stöhnen. Die Stimme muss nicht immer dabei sein, sollte es aber so häufig wie möglich, denn eine zurückgehaltene Stimme wirkt ebenso blockierend wie eine festgehaltene Muskulatur.

WELCHE REISE HILFT WANN?

Obwohl die Übungssequenzen alle den gleichen Hebel, die positive Psychomotorik, nutzen, haben sich im Laufe der Zeit interessante Erfahrungswerte zu spezifischen Wirkungen ergeben.

- **»Ich gehe aufrecht, mutig, locker und fühlend durchs Leben!« Diese überzeugende, gelassene Präsenz zu gewinnen gelingt vor allem mit der Entspannung der Hotspots (Seite 36).**
- **Wenn Sie sich stärker gegen Erwartungen und Ansprüche von außen abgrenzen müssen oder Ihre Nervosität, Unruhe, Schlafstörung oder andere Stressstörungen in den Griff kriegen wollen, sollten Sie das Nimm-2-Training bevorzugen (Seite 41). Es öffnet Ihnen auch den Zugang zum Bewegten Mentaltraining (Seite 66).**
- **Erschöpfung, Leere, Frustration, Hemmungen, Spannungsschmerzen sind die unvermeidbaren und letztlich natürlichen Folgen eines Mangels an Einklangsmomenten im Leben. Wenn Sie damit zu tun haben, sollten Sie sich auf die rote und blaue Reise konzentrieren (ab Seite 48).**

Die Musik auf der CD nutzen

Sie kennen wahrscheinlich Entspannungs-CDs mit musikalischer Begleitung im Hintergrund. Der Stellenwert der Musik geht bei der Dynamischen Entspannung weit darüber hinaus (mehr dazu auf Seite 33).

- Musik wirkt hier besonders in der Startphase als Verstärker der positiven emotionalen Prozesse. Deswegen sollten Sie am Anfang unbedingt die CD nutzen.
- In den hier abgedruckten Anleitungstexten wird der Übersichtlichkeit halber nur sehr sparsam auf den Zusammenhang mit der Musik hingewiesen.
- Wenn die Musik aufhört, bewegen Sie sich bitte immer noch eine Weile weiter, so wie die Musik und ihr Rhythmus ja auch in Ihnen weiterklingen.

Das eigene Zeitmaß finden

Wir haben uns entschieden, alle vier Reisen plus einer Einheit des Bewegten Mentaltrainings auf die CD zu bringen, obwohl dafür nur die CD-typischen 70 Minuten zur Verfügung stehen. Die einzelnen Elemente mussten also zeitlich etwas gestrafft werden, sind aber völlig ausreichend, um das Prinzip des Übens zu verstehen, die Choreografie, die Verzahnung von Musik und Bewegungen und so weiter. Sobald Sie die Abläufe verinnerlicht und sich von der CD-Vorlage unabhängig gemacht haben, werden Sie Ihr eigenes Zeitmaß finden.

Und schließlich: Wenn sich die Unlustgefühle melden

Wenn Sie diese Übungen das erste, zweite und vielleicht auch noch dritte Mal machen, werden Sie wahrscheinlich relativ bald Unlust verspüren, sich fragen, was das soll – und in Versuchung geraten, damit aufzuhören. Ignorieren Sie bitte solche Fragen und Unlustgefühle. Das ist wichtig, machen Sie weiter! Anfängliche Unlust ist hier die Reaktion auf das Ungewohnte. Es ist ein innerer Widerstand, der sich meldet. Das Hirn sträubt sich erst einmal gegen das Neue, wie in anderen Lebenssituationen auch. Aber wir wollen ja raus aus den vertrauten stresserzeugenden Mustern, und dafür muss das Gehirn neue Strukturen schaffen, neue Vernetzungen. Die kommen nicht von allein, sondern durch neue Erfahrungen. Also gilt hier die Devise: »Weitermachen, weiterbewegen, immer über die Unlust- oder Müdigkeitspunkte hinaus!« Es lohnt sich!

MERKE

- **Jedes Einüben erhöht die Ansprechbarkeit des Parasympathikus.**
- **Je kleiner, feiner und selbstverständlicher die Winning Moves, desto tiefer wirken sie.**
- **Das Ziel ist erreicht, wenn Sie die Wirkung der Winning Moves vorausfühlen können, ohne sich zu bewegen.**

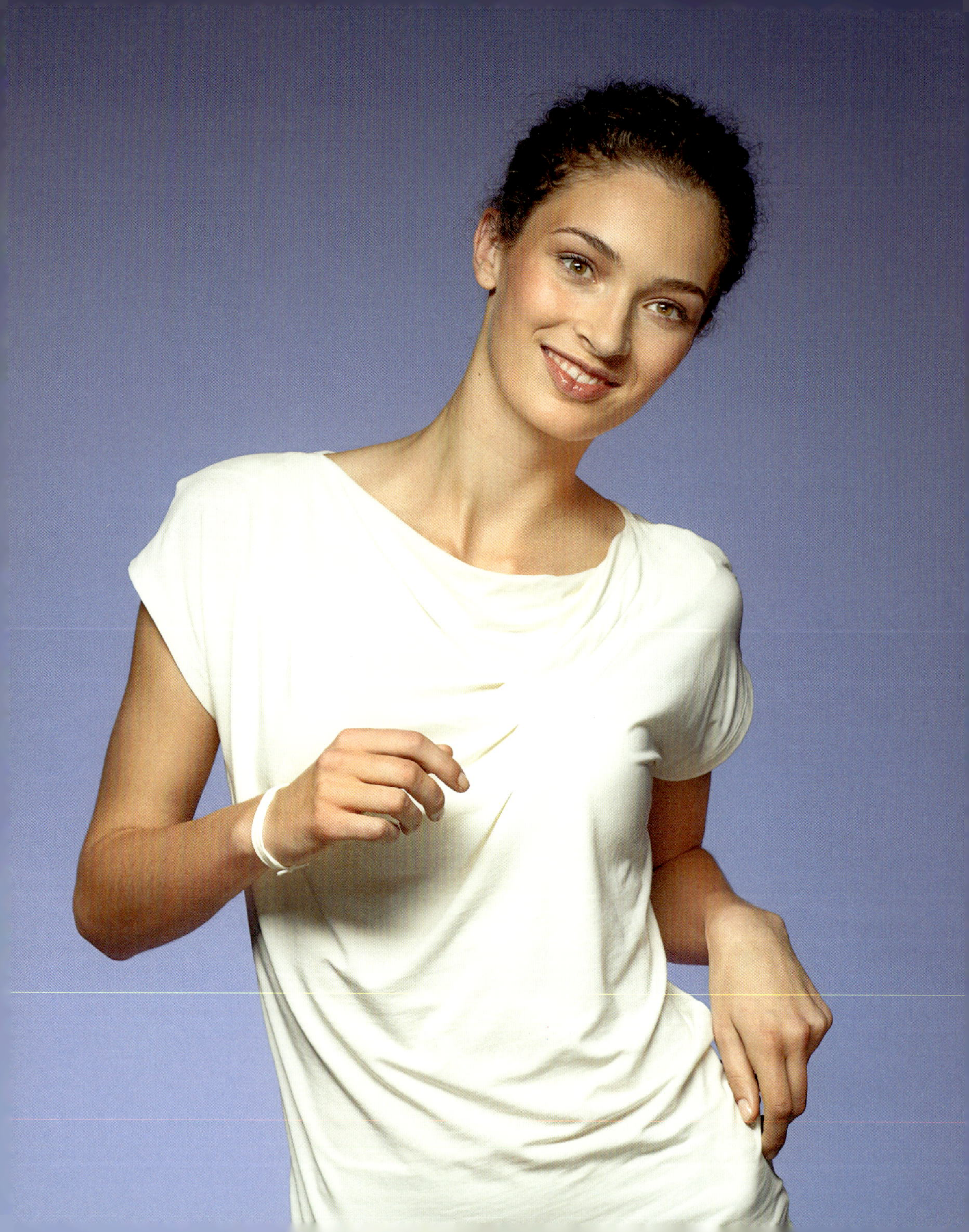

REISEN ZUM INNEREN EINKLANG

Das Gehirn lernt nur Neues, wenn es dafür begeistert wird. Das versprechen diese Trainings. Wer nur eines regelmäßig anwendet, wird nicht weiter unter chronischem Stress leiden oder gar im Burn-out landen. Zehn Minuten pro Tag sind völlig ausreichend, manchmal genügen schon fünf Minuten.

DAS KIEFER-MUSIK-TRAINING: RADIKALE ENTSPANNUNG

Alle Bewegungen in den Übungsprogrammen der Dynamischen Entspannung werden von zwei Instanzen, zwei Impulsgebern in Gang gesetzt und geleitet: Das ist zum einen der Kiefer, zum anderen die Musik. Was bedeutet das, und warum ist das so?

ALLES BEGINNT MIT DEM KIEFER

Es gibt keinen anderen Punkt in unserem Körper, an dem sich innerer Druck und Anspannung so deutlich zeigen wie am Kiefer. Das lässt sich zum Beispiel sehr gut bei Politikern oder anderen in der Öffentlichkeit stehenden Menschen beobachten. Schauen Sie sich einfach mal die Fotos in der Zeitung an, oder achten Sie bei TV-Berichten darauf. Auch wenn sich der eine oder die andere noch so sehr um ein lockeres Image bemüht: Der Kiefer verrät, wie es im Inneren tatsächlich aussieht.
Der Kiefer bringt aber nicht nur Anspannung zum Ausdruck. Ein angespannter Kiefer macht auch alle sonstigen Bemühungen um Entspannung, Lösung und Veränderung weitgehend wirkungslos. Hier liegt also ein wesentlicher Schlüssel – und darum gilt: Alle Bewegungen der Dynamischen Entspannung sollen vom Kiefer ausgehen und von einem lockeren Kiefer begleitet werden!
Ich garantiere Ihnen: Sie werden die Kieferbewegungen nur anfänglich als ungewohnt empfinden. Nach einigem Üben aber wird es Ihnen wie von selbst gelingen und als ganz natürlich erscheinen. Und Sie werden zunehmend Spaß dabei haben nach dem Motto: »Die Freude kommt beim Tun!« Das ist ohnehin ein Grundmotiv dieser Methode.

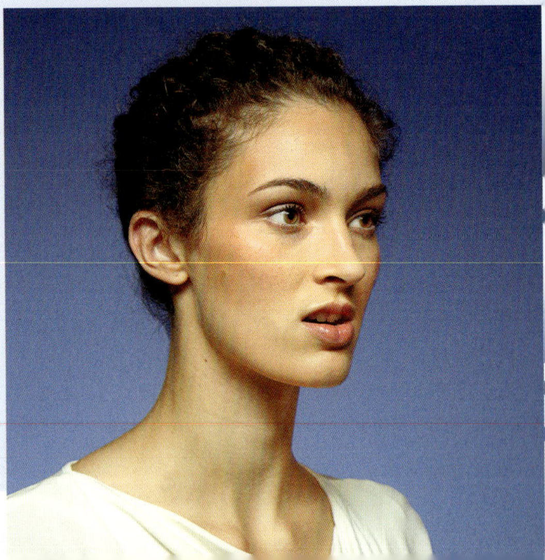

Zwei kleine Selbsttests

Eine schöne Erinnerung

➤ Spannen Sie die Kiefermuskulatur an, indem Sie die Lippen fest zusammenpressen. Nun versuchen Sie, sich an ein schönes Erlebnis zu erinnern, bei dem Sie sich so richtig wohlgefühlt haben. Fällt Ihnen etwas ein?

Was geht leichter?

Sind Sie vielleicht gerade an einer schwierigen Sache dran? Meistens sind das ja genau die Fälle, bei denen wir uns geradezu an etwas festbeißen.
»Probier's mal mit Gemütlichkeit ...!«, heißt es im »Dschungelbuch«. Wir sagen: »Probier's mal mit einem lockeren Kiefer!«

➤ Suchen Sie sich eine kleine Aufgabe, die gerade für Sie passt. Es kann etwas ganz Banales sein, zum Beispiel Garn durchs Nadelöhr einfädeln, ein verknotetes Handykabel entwirren, ein kniffliges Rätsel lösen ...

➤ Gehen Sie an diese Aufgabe zunächst einmal mit bewusst angespanntem Kiefer heran, also: Lippen aufeinander pressen!

➤ Nun lösen Sie diese Anspannung! Öffnen und bewegen Sie ganz leicht und sacht mit kleinen Bewegungen den Mund.

Wie sieht es nun aus mit Ihrer Aufgabe? Lässt sich das Garn ins Nadelöhr einfädeln, der Knoten oder das Rätsel lösen – oder was auch immer Sie als Ziel hatten? Welchen Weg empfanden Sie als leichter?

DER MUSIK FOLGEN

Im Unterschied zu Entspannungsansätzen mit exakt festgelegten Abläufen ist die Musik bei der Dynamischen Entspannung nicht einfach nur eine nette Begleitung. Die speziellen Bewegungen nehmen die Musik auf und ziehen sie in den Körper hinein. Deshalb müssen Sie nicht darüber nachdenken, wie die einzelne Bewegung »geht«. Sie können sich der Musik anvertrauen, sich ihr hingeben. Die Musik leitet die Bewegung.
Folgen Sie dem Gefühl, das die Musik in Ihnen auslöst. Nach einer gewissen Zeit werden Sie spüren, wie Musik und Bewegung mühelos miteinander verschmelzen.

Ihre Lieblingsmusik

Die für die Übungen ausgewählte klassische Musik hat sich über die Jahre in vielen Seminaren bewährt und spricht erfahrungsgemäß die unterschiedlichsten Menschen an. Aber natürlich können Sie zu den Übungen später auch andere Musik, Ihre ganz persönliche Lieblingsmusik verwenden. Wichtig ist nur, dass die Musik Sie berührt. Dann verknüpfen sich die Bewegungen auf eine so starke Weise mit ihr, dass Sie nach einiger Zeit gar keine »hörbare« Musik mehr benötigen. Es wird dann völlig ausreichen, dass Sie sich die Musik vorstellen. Die Wirkung wird dieselbe sein. Übrigens braucht man dazu keine besondere Musikalität. Es funktioniert nach dem Prinzip des »Ohrwurms« – die Erinnerung kommt von selbst!

Das Kiefer-Musik-Training

Track 2

WIRKUNG
Auf eine verblüffend einfache Weise wird es Ihnen gelingen, Entspannungsströme zu aktivieren und diese sich im ganzen Körper ausbreiten zu lassen. Sie spüren die enorme Bedeutung des lockeren Kiefers und die Kraft der Musik. Und Sie lernen, beides zusammenfließen zu lassen.

➤ Suchen Sie sich eine schöne Musik mit schnellen und langsamen Passagen, oder verwenden Sie die beiliegende CD. Sie können im Sitzen, Stehen oder Liegen üben.

➤ Tasten Sie mit beiden Händen Ihre Kiefermuskulatur ab. Wandern Sie mit Ihren Fingerspitzen darüber. Gehen Sie dabei bis hoch zu den Ohren und bis nach vorn zum Kinn. Wie fühlt sich dieser Bereich an? Wichtig: Es geht nur ums Wahrnehmen, nicht um eine Korrektur! 1

➤ Wo befindet sich Ihre Zunge? Ist vielleicht auch Ihr Hals angespannt? Auch hier wieder: nur wahrnehmen.

Rote Phase 1

➤ Nun fordert die Musik Sie auf, den Kiefer tatsächlich – oder: jetzt erst recht – in Spannung zu versetzen. Bewegen Sie den Kiefer energisch und kraftvoll. Probieren Sie verschiedene Bewegungen aus: Öffnen und schließen Sie den Kiefer, oder schieben Sie das Kinn mehrmals nach vorn. 2

➤ Strengen Sie sich richtig an. Aber Achtung: Bitte keine Verrenkungen, keine »riesigen« oder ruckhaften Bewegungen! Den Kiefer bewegen wir immer nur ganz leicht, denn es handelt sich um ein sehr sensibles, empfindsames Instrument. Die Musik hilft Ihnen, sie zieht Sie hinein in diesen ersten Tanz des Kiefers. Folgen Sie ihr.

Blaue Phase 1

➤ Wenn die Musik wechselt, beginnt die blaue Phase. Nun bewegen Sie den Kiefer mit ganz leichten, lösenden Bewegungen. Probieren Sie wieder Verschiedenes aus: ein zärtlich-sanftes Öffnen und Schließen oder ein kleines Kreisen des Unterkiefers. 3

➤ Genießen Sie das entspannende Gefühl! Nehmen Sie die Musik mit Ihren Kieferbewegungen in sich auf, kauen Sie ein wenig auf ihr herum, als sei sie eine köstliche Frucht. Die Musik und der Kiefer befinden sich in einem innigen, einem wunderbaren Gespräch miteinander.

Rote Phase 2

➤ Nach einer Weile kommt wieder die »rote« Musik, also kehren Sie zu den kraftvollen Bewegungen des Kiefers zurück. Stellen Sie sich dabei vor, dass es der Kiefer ist, der die Musik dirigiert.

Blaue Phase 2

➤ Und noch einmal führt die »blaue« Musik Sie in die entspannenden Kieferbewegungen hinein. Die Anstrengung liegt hinter Ihnen.

Die Bewegungen fließen mit der Musik. Versuchen Sie, immer noch ein bisschen mehr nachzugeben mit den Bewegungen, in die einladende Melodie hinein.

TIPPS & HINWEISE

Nehmen Sie sich Zeit für dieses Training. Sein Ziel ist die Verschmelzung von Musik und Entspannungsbewegungen des Kiefers. Je besser dies gelingt, desto länger werden Sie am Ende in diesem wunderbaren Zustand verbleiben wollen. Folgen Sie diesen Impulsen, auch wenn die Musik nicht mehr spielt. Sie ist dann nicht mehr wichtig.

Der zweimalige Durchgang »rot–blau« ist optimal – nutzen Sie einfach die Wiederholungstaste des CD-Players.

Wie geht's weiter?

Irgendwann wird das Kiefertraining keine »Übung« mehr sein, weil dann das Lockern des Kiefers ganz automatisch eine Ihrer selbstverständlichen Angewohnheiten ist. Das wird niemandem auffallen, weil die lösenden Bewegungen ganz minimal sind, wenn sie sich erst mal von selbst einstellen. Man wird es Ihnen allerdings im positiven Sinne ansehen, denn ein entspannter Kiefer macht Menschen schlichtweg attraktiv, fördert Kommunikation und Kontakte. Übrigens auch die sexuelle Lust, denn Kiefer und Becken bilden so etwas wie eine Einheit: ein lockerer Kiefer – ein lockeres Becken. Und umgekehrt. Die Geburtshilfe zum Beispiel nutzt diesen Mechanismus schon lange.

1
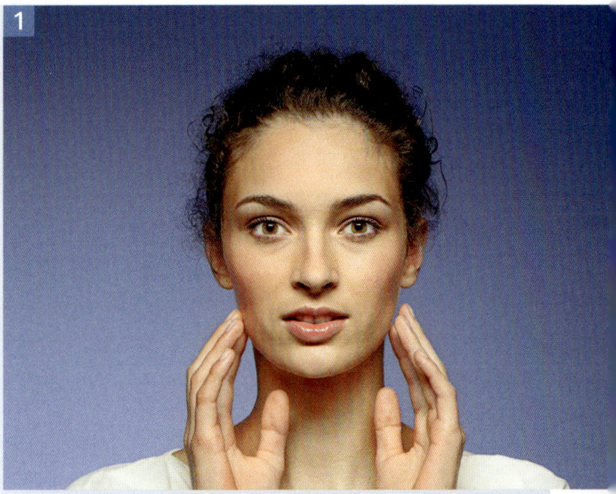

2
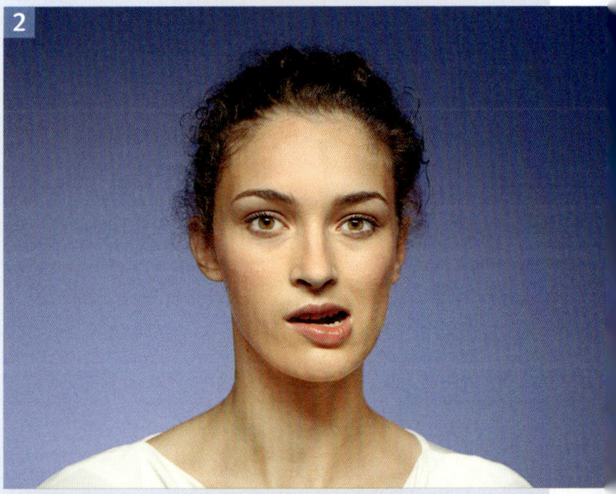

3
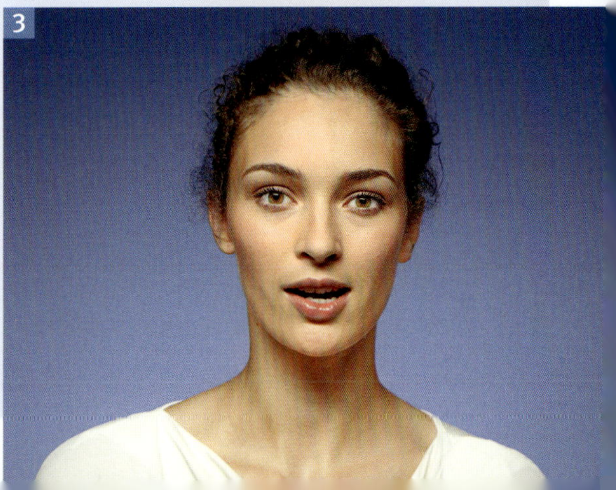

ENTSPANNUNG DER HOTSPOTS: ICH FÜHLE MEINE ENERGIE!

Die Entwicklung der Methode begann vor etwa 25 Jahren. Seitdem konnten wir immer wieder die gleiche Erfahrung machen: Es besteht ein enger Zusammenhang zwischen dem Wohlbefinden und der Beweglichkeit. Und daran sind vor allem sieben Gelenke beteiligt.

DIE SIEBEN KRAFTQUELLEN

Das Nervensystem verliert schnell die innere Balance, wenn es auf Druck reagieren muss. Das kann äußerer Druck durch Menschen oder Situationen sein oder innerer Druck durch eigene Gebote oder Verbote wie »Ich muss noch … Ich kann nicht … Ich darf nicht …«, durch Perfektionismus und ähnliches. Das Nervensystem reagiert auf Druck mit verstärkten Aktivitäten des inneren Antreibers, des Sympathikus, während der innere Beruhiger, der Parasympathikus, zurückfährt und seine Aktivitäten weitgehend einstellt (Seite 19). Das ist ein Urprogramm, das den früheren Menschen vor existenziellen Bedrohungen schützte. Heute jedoch springt es viel zu schnell und viel zu häufig an. Denn der heutige Druck ist in der Regel nicht wirklich bedrohlich. Dennoch fühlt es sich für das Nervensystem so an.

Die Entspannungsübungen ändern dieses Programm. Das Nervensystem lernt, sich weniger schnell zu erregen und die Erregungsprozesse durch Aktivierung des Parasympathikus zu verarbeiten und zu neutralisieren. Dazu nutzt die Dynamische Entspannung sieben Punkte, die wir Hotspots oder Bewegungspunkte nennen: den Kiefer, die Schultern, die Ellenbogen, die Handgelenke und Hände, das Becken, die Knie sowie die Fußgelenke und Füße. Diese Gelenke steuern ganz wesentlich die Psychomotorik, die Prozesse des Nervensystems und somit die Gefühle, die Gedanken und auch das Bewusstsein des Menschen.
Sobald Stressprogramme anlaufen, werden die Hotspots aktiv und verändern die Bewegungen und damit auch die Körperhaltung. Wir gelangen nahezu unbemerkt in die Stressmotorik: Die Bewegungen werden kürzer, gehaltener, gehemmter. Es bauen sich Anspannungsmuster auf, vorzugsweise im unteren Rückenbereich, im Schulter-Nacken-Bereich, in den Oberschenkeln, den Armen

und im Kiefer. Der innere Raum wird enger, wir verspüren Druck im Oberkörper und häufig auch im Bauch, der Atem kann dann nicht mehr richtig fließen. Wir geraten in Alarmstimmung, die Gedanken gehen alle in eine Richtung, das ganze System fährt hoch. Wer mit Angst- oder Stressattacken zu tun hat, der kennt solche Momente. Der Körper schützt und rüstet sich so, als wäre seine Existenz bedroht.

Die Dynamische Entspannung nutzt die zentrale Bedeutung der Hotspots für das genaue Gegenprogramm. Entspannte, lebendige Hotspots nämlich wecken die positive Psychomotorik (Seite 16) – und zwar überall und jederzeit. Die sieben Hotspots sind also die Ansatzpunkte der Methode. Mit ihnen werden Sie sich vertraut machen. Sie müssen sie spüren, ins Alltagsbewusstsein übernehmen und beeinflussen können. Die Übungsprogramme machen es möglich.

Die sieben Hotspots wirken tief, machen Entspannung und inneren Einklang möglich. Sie repräsentieren dabei wesentliche Fähigkeiten, die in der Körperpsychologie in etwa so zugeordnet werden:

Symbolik der Hotspots

Kiefer: Transzendenz und Selbstkontrolle

Schultern: Lasten auf sich nehmen

Ellenbogen: sich durchsetzen können

Hände: Kontakt aufnehmen

Becken: sich befreien

Knie: Beweglichkeit

Füße: Standfestigkeit

Die Entspannung der Hotspots • Track 3

WIRKUNG

Sie machen die Erfahrung, dass Sie Ihren inneren Prozessen nicht einfach ausgeliefert sind, sondern in diese einzugreifen vermögen. Sie können Körpergefühl und Energielevel direkt beeinflussen. »Ich bin der Dirigent meines Lebens!« – dies in jeder Zelle zu fühlen, verändert die Gedanken, die Gefühle, das Bewusstsein und das Selbstbewusstsein.

Bitte beschäftigen Sie sich mit jedem Hotspot mindestens zwei Minuten lang, am besten aber so lange, bis Ihnen die Bewegungen Freude bereiten. Sie können im Sitzen, Stehen oder Liegen üben.

Kiefer

➤ Beginnen Sie mit Ihrem Kiefer. Wenden Sie sich ihm zu und fangen Sie an, Ihre Lippen leicht zu bewegen. 1

➤ Sprechen Sie Ihren Kiefer an: »Hallo Kiefer, ich fühle dich und ich bewege dich.«

1

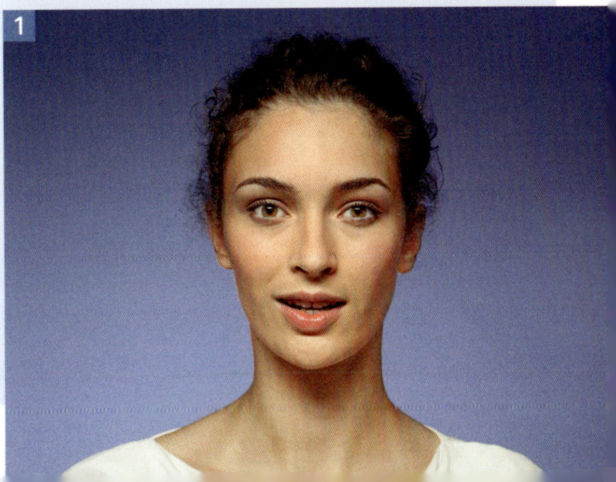

Wenn sich die Lippen sanft bewegen und sich so der Kiefer entspannen kann, dann löst sich nahezu jeder innere Druck.

➤ Suchen und finden Sie eine Lieblingsbewegung Ihres Kiefers.

Schultern

➤ Wenden Sie sich jetzt Ihren Schultern zu. Bewegen Sie die Schultern auf eine Ihnen angenehme, raumgreifende Weise. 2

➤ Sprechen Sie Ihre Schultern an: »Hallo Schultern, ich fühle euch und ich bewege euch.«

Die lockeren, expansiven Schultern stärken das Gefühl von Freiheit und von Eigenständigkeit.

➤ Suchen und finden Sie eine Lieblingsbewegung Ihrer Schultern.

Ellenbogen

➤ Wenden Sie sich nun Ihren Ellenbogen zu, und bewegen Sie diese auf eine stimmige, kraftvolle Weise. Zum Beispiel, indem Sie die Ellenbogen beherzt nach hinten stoßen. 3

➤ Sprechen Sie Ihre Arme an: »Hallo Arme, ich fühle euch und ich bewege euch.«

Mit energischen Ellenbogen können wir uns durchsetzen und durchkämpfen.

➤ Suchen und finden Sie eine Lieblingsbewegung Ihrer Ellenbogen.

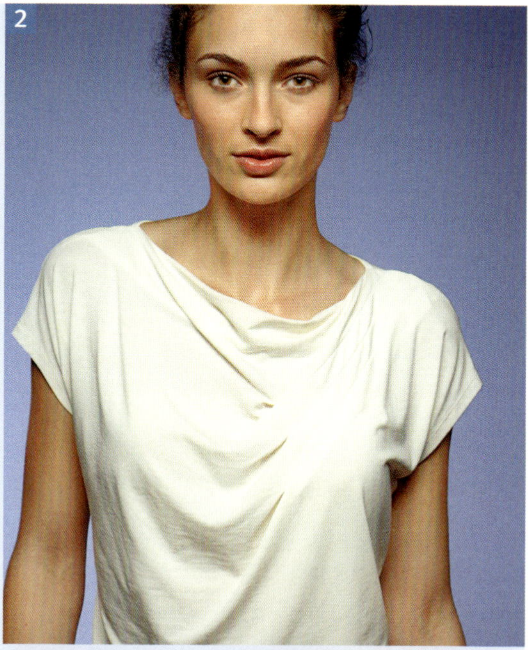
2

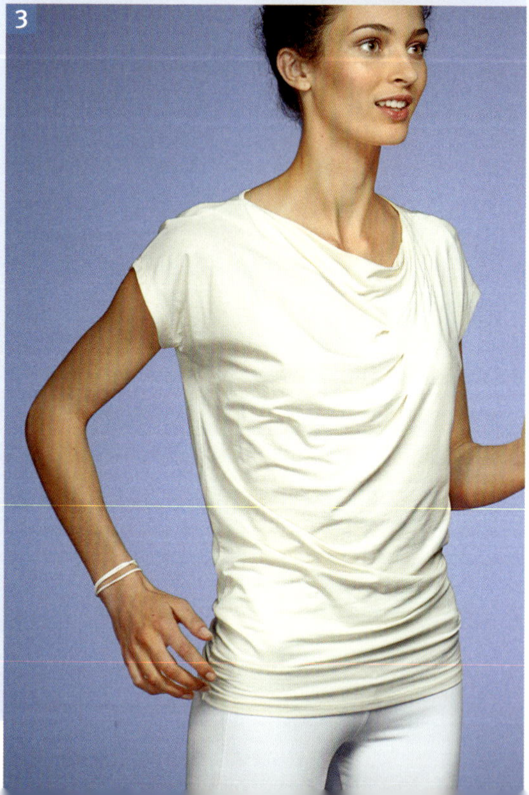
3

Hände

➤ Wenden Sie sich nun Ihren Händen zu. Beginnen Sie mit ganz leichten Dirigierbewegungen. 4

➤ Sprechen Sie Ihre Hände an: »Hallo Hände, ich fühle euch und ich dirigiere mit euch.«

Diese Bewegungen öffnen das Herz, die Gefühle und schöne Erinnerungen.

➤ Suchen und finden Sie eine Lieblingsbewegung Ihrer Hände.

Becken

➤ Wenden Sie sich nun Ihrem Becken zu, und beginnen Sie mit leichten, kreisenden Bewegungen. Wählen Sie ganz kleine Kreise, eine liegende Acht oder ähnliche Figuren. 5

➤ Sprechen Sie Ihr Becken an: »Hallo Becken, ich fühle dich und ich bewege dich.«

Ein bewegtes Becken fördert den Fluss der Lebensenergie im Organismus, fördert Begeisterung und Lust.

➤ Suchen und finden Sie eine Lieblingsbewegung Ihres Beckens.

4

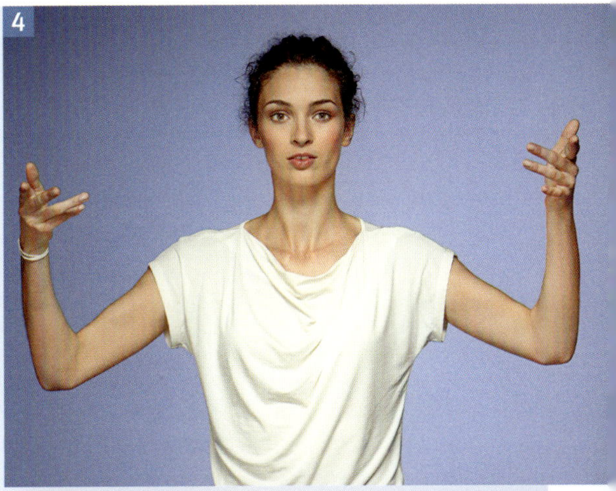

5

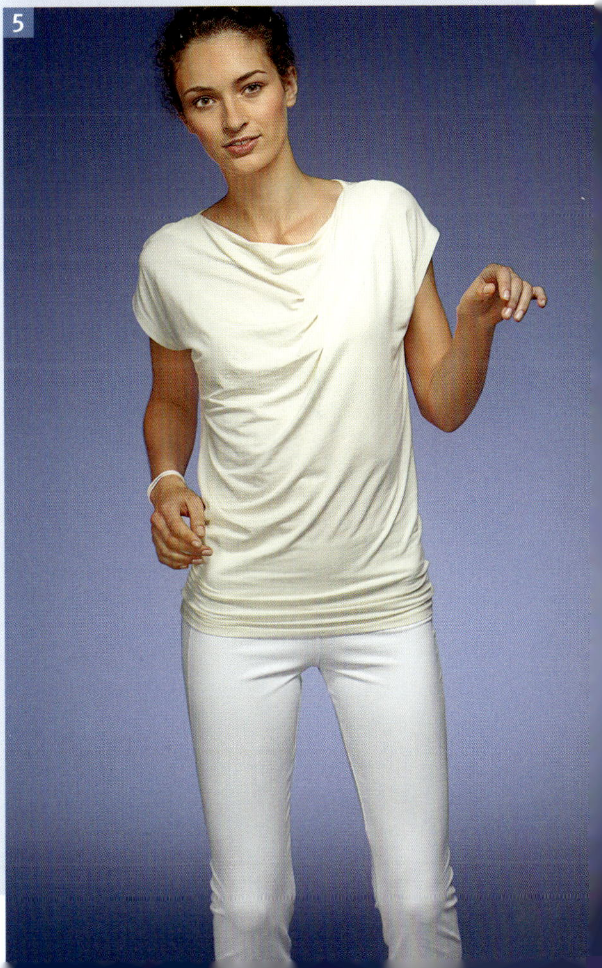

Knie

➤ Wenden Sie sich nun Ihren Knien zu. Die Knie lieben rhythmische, belebende Vibrationsbewegungen. Bewegen Sie die Knie, die Beine auf diese Weise. 6

➤ Sprechen Sie Ihre Knie an: »Hallo Knie, ich fühle Euch und ich bewege Euch.«

Starke Kniebewegungen ermutigen zu innerer Aufrichtung, Einflussnahme, machen Mut.

➤ Suchen und finden Sie eine Lieblingsbewegung Ihrer Knie.

Füße

➤ Wenden Sie sich Ihren Füßen zu. Wecken Sie mit kräftigen oder rhythmischen Bewegungen Wärme und Gefühle in ihnen. 7

➤ Sprechen Sie sie an: »Hallo Füße, ich fühle Euch und ich bewege Euch.«

Geschmeidige Füße geben uns Halt und Beweglichkeit.

➤ Suchen und finden Sie eine Lieblingsbewegung Ihrer Füße.

TIPPS & HINWEISE

Das Einüben der Winning Moves mit Musik, erst mithilfe der CD, dann auch ohne Musik, ist die erste Phase. In der zweiten Phase verselbstständigen sich die Winning Moves, die Hotspots lockern und lösen sich immer wieder spontan.
In der Meisterstufe »Ich bin der Dirigent meines Lebens« können Sie sich die Wirkungen vorstellen – es funktioniert dann ohne Bewegung.

6

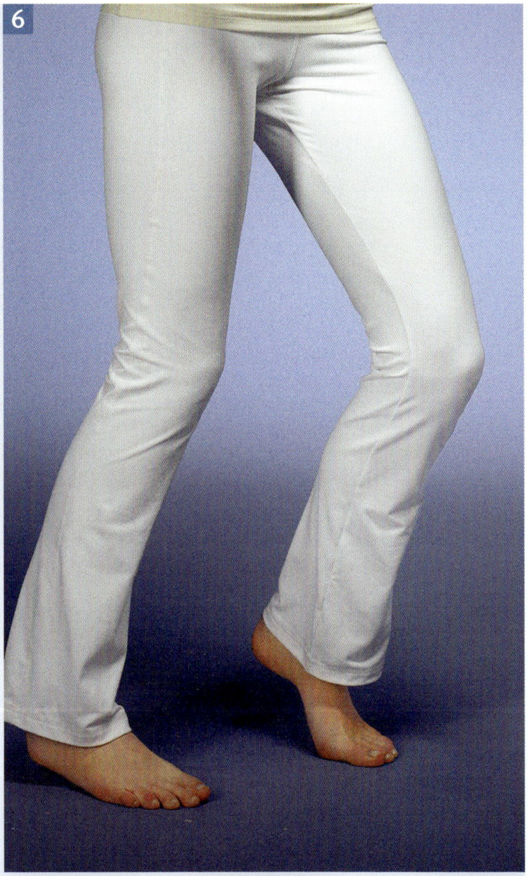

7

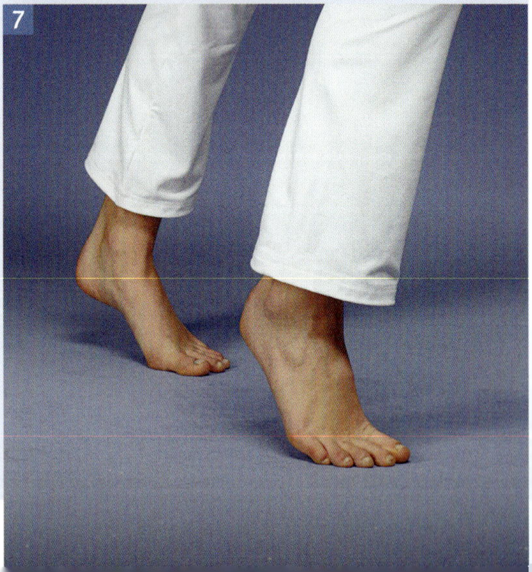

DAS NIMM-2-TRAINING: DER GLÜCKLICHE KÖRPER

»Takes two to tango, two to tango. Two to really get the feeling of romance«, sang Dean Martin. Und alle (Frauen) schmolzen dahin … Das Nimm-2-Training erfordert weder Sangeskünste noch Tangokenntnisse, aber die Wirkung ist vergleichbar: Es schmelzen … die Anspannungen!

»Takes two ...« bedeutet hier, dass jeweils zwei unserer dynamischen Bewegungspunkte, also zwei Hotspots, zu einem Paar verbunden werden. Und was Sie inzwischen nicht mehr überraschen dürfte: Der Kiefer ist immer einer von beiden! Er ist – um im Bild zu bleiben – sozusagen Dean Martin. Und er gibt im Tango den Takt an. Warum das so ist, also warum der Kiefer eine so »führende« Rolle hat, wurde bereits beim Kiefer-Musik-Training erläutert (Seite 32).

Zum Kiefer kommen dann mal die Schultern oder die Ellenbogen dazu, mal die Hände oder einer der anderen Bewegungspunkte. Dieses Übungsprogramm löst die Grenzen zwischen den Hotspots auf und fördert deren natürliche Vernetzung. In der Folge erleben Sie ein neues, vitales Körpergefühl.

Dabei weist Ihnen die Musik den Weg. Sie führt die Hotspots in eine gemeinsame Bewegung, zum Beispiel Kiefer und Becken. Das ist übrigens eine ganz besondere, die »Ur-Karibik-Bewegung« – freuen Sie sich darauf! Aus diesem Bewegen heraus entwickeln Sie immer deutlicher ein Gefühl für die Verbindung zwischen Kiefer und Schultern, Kiefer und Becken und so weiter. Und je mehr Sie diese Verbindung spüren, desto flüssiger und stimmiger werden Ihre Bewegungen. Irgendwann werden sich, während Sie zum Beispiel mit Kiefer und Ellenbogen arbeiten, automatisch die Schultern und Hände mitbewegen. Dann das Becken. Die Beine und die Füße. Das ganze Geflecht der Hotspots also. Nun haben Sie das weiterführende Ziel erreicht. Probieren Sie es aus!

EINE REISE DURCH DEN KÖRPER

Das Nimm-2-Training ist auch eine Erkundungsreise. Wahrscheinlich werden Sie überrascht sein, wie viel Anspannung Sie selbst an Punkten finden, die Sie bisher für »ganz normal entspannt« gehalten haben. Das geht allen so. Wir leben eben in Zeiten und

Umständen, die jeden Tag aufs Neue viele, oft unbewusste Verspannungen in uns hervorrufen. Wenn wir ohnehin schon unter Druck stehen, müde oder erschöpft sind, treffen uns diese Stressimpulse von außen besonders stark. Und wir fügen ja oft noch eigene, innere Stressimpulse hinzu, wenn wir uns selbst auf ungute Weise antreiben. Jetzt aber haben Sie mit den Einklangsbewegungen ein Instrument an der Hand, um diesem negativen Automatismus zu begegnen.

Gegensteuern

Wenn Gelenke so miteinander korrespondieren, entsteht eine sehr angenehme innere Kommunikation. Eine gute Stimmung. In diesem Milieu kann sich kein innerer Druck halten! Mit den Einklangsbewegungen können Sie belastende Gefühle und Gedanken ganz gezielt »abschalten« und dadurch wieder einen inneren Raum für Positives schaffen. Im Nimm-2-Training richten Sie Ihre Aufmerksamkeit nach innen, auf Ihre Gelenke und die Bewegungen. Das ist für viele ein entscheidender Vorteil gegenüber anderen Ansätzen, denn sie müssen sich ihr Inneres hier nicht vorstellen, sie können es fühlen – und bewegen. Das Innere, um das es ja letztlich immer geht, wird somit realer, spürbarer. Wenn Sie Ihre Wahrnehmung auf diese Weise nach innen fokussieren, verschaffen Sie sich einen Schutz vor den Ansprüchen von außen und natürlich auch vor den eignen Impulsen. Wenn Ärger, Angst, Hemmungen, Einsamkeit, Hilflosigkeit in Ihnen hochsteigen, können Sie jetzt gegensteuern!

Der Tango der Hotspots: das Nimm-2-Training

● Track 4

WIRKUNG

Kleine Bewegungen führen gezielt zu positiven Emotionen, zwei verschmelzen zu einer neuen wohltuenden Einklangsbewegung. Das Positive verdrängt das Negative! Je besser Sie diese Technik beherrschen, desto direkter können Sie Ihre Gefühle und Gedanken beeinflussen. Deshalb ist das Nimm-2-Training von besonderer Bedeutung.

Machen Sie diese kleinen Bewegungen, wann und wo immer es geht. Sie können im Sitzen, Stehen oder Liegen üben.

Kiefer und Schultern

Erinnern Sie sich bitte: Die Bewegungen gehen immer vom Kiefer aus. Den zu bewegen ist für Sie nach dem »Kiefer-Musik-Training« ja schon ein bisschen vertraut.

➤ Beginnen Sie mit der Bewegung des Kiefers. Öffnen und schließen Sie den Mund, oder lassen Sie den Unterkiefer kreisen. 1

➤ Nehmen Sie nun die Schultern zur Bewegung des Kiefers dazu. Heben und senken Sie sie im Rhythmus der Musik. Probieren Sie es so lange aus, bis sich eine gemeinsame Bewegung entwickelt. 2

➤ Wenn es Ihnen zu anstrengend wird, beide Schultern gleichzeitig zu bewegen, bewegen Sie sie einfach abwechselnd. Nehmen Sie auch hier den Kiefer in einen gemeinsamen Bewegungsbogen mit dazu.

➤ Begleiten Sie die Bewegung mit Ihrer Stimme. Der Kiefer dirigiert, die Schultern folgen, und die Musik fließt in Ihren Körper.

➤ Wenn Sie das Gefühl haben, dass alles zusammenpasst, dass die gemeinsame Bewegung von Kiefer und Schultern immer leichter wird und sich gut anfühlt, genießen Sie es und gehen dann weiter.

Kiefer und Ellenbogen

➤ Bleiben Sie gleich in der Bewegung des Kiefers, die Sie eben gefunden haben.

➤ Zum Kiefer kommen nun die Arme dazu. Sie sind leicht angewinkelt und schwingen im Wechsel nach vorn und hinten. Es ist ein bisschen so wie beim Gehen, wenn die Arme sich mitbewegen, ohne dass wir darüber nachdenken. Kiefer und Ellenbogen führen die Bewegung, sie tanzen ihren Tango. 3

➤ Folgen Sie den Impulsen, die Sie durch die Musik erhalten. Und unterstützen Sie auch hier wieder die Bewegung mit Ihren eigenen Tönen. Es ist völlig egal, wie das klingt. Entscheidend ist, wie es sich anfühlt. Gönnen Sie sich ein bisschen Zeit, um Kiefer, Arme und Töne zusammenzubringen.

➤ Und vielleicht können Sie sich vorstellen, dass diese kleinen Bewegungen direkt in Ihr Gehirn hineinwirken und hier gute Gefühle aktivieren.

➤ Wenn Sie sich ganz mit dieser Bewegung verbunden fühlen, gehen Sie weiter zum nächsten Schritt.

1
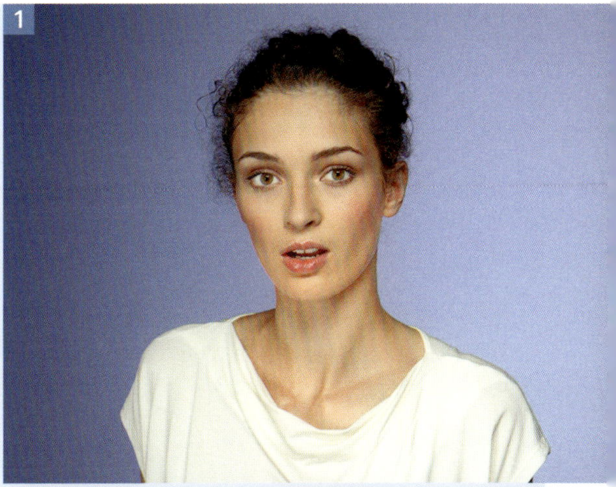

2
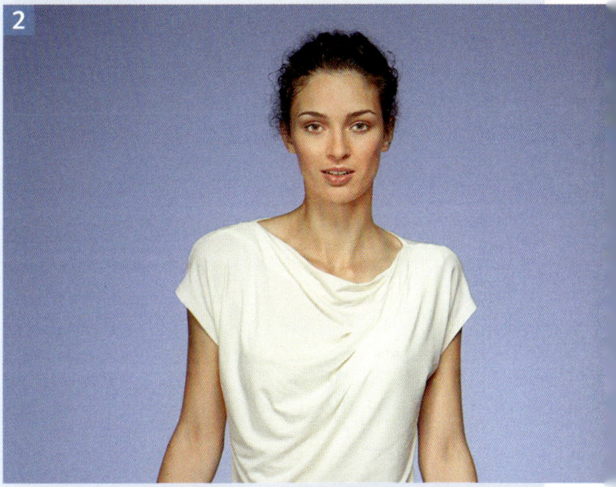

3
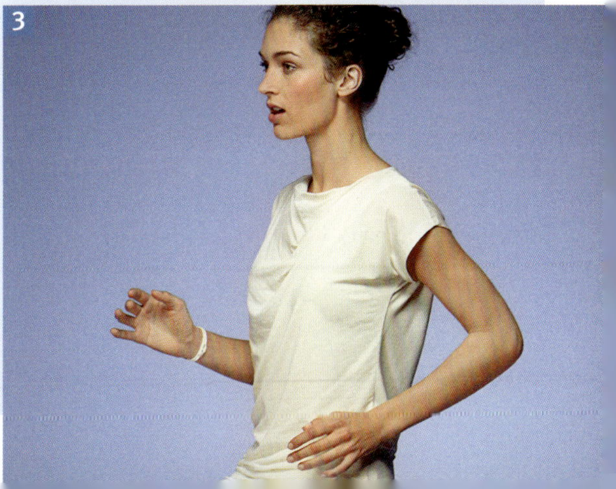

Kiefer und Hände

➤ Bewegen Sie den Kiefer weiter, so wie es sich für Sie gut anfühlt. Ein verlässlicher Indikator ist, wenn Sie spüren: Das ist meine Bewegung!

➤ Zum Kiefer kommen nun die Hände dazu. Schütteln Sie Ihre beiden Hände mit leichten, lockeren Bewegungen aus. Dabei können Sie die Ellenbogen aufstützen oder die Arme einfach hängen lassen. Probieren Sie aus, was für Sie gerade am besten passt. Das Schütteln kommt aus den Handgelenken und setzt sich bis in alle Finger fort, die gar nichts selbst »machen« müssen, sondern einfach fröhlich mitwippen. 4

➤ Wenn Sie nach einer Weile hineinfühlen, werden Sie möglicherweise noch Restspannung in einzelnen Fingern wahrnehmen können. Stellen Sie sich dann vor, dass Sie mit den Kieferbewegungen – die ja immer dabei sind – gezielt kleine Lösungsimpulse in die Finger oder auch andere Bereiche der Hände schicken. So als wollten Sie mit Ihren Händen und Fingern etwas wegwedeln.

➤ Verstärken Sie das Zusammenspiel von Kiefer und Händen durch Ihre Stimme.

Varianten für die Handbewegungen

➤ Bewegen Sie nur die Finger, wie beim Klavierspielen.

➤ Öffnen und schließen Sie die Hände.

➤ Die Hände dirigieren die Musik.

4

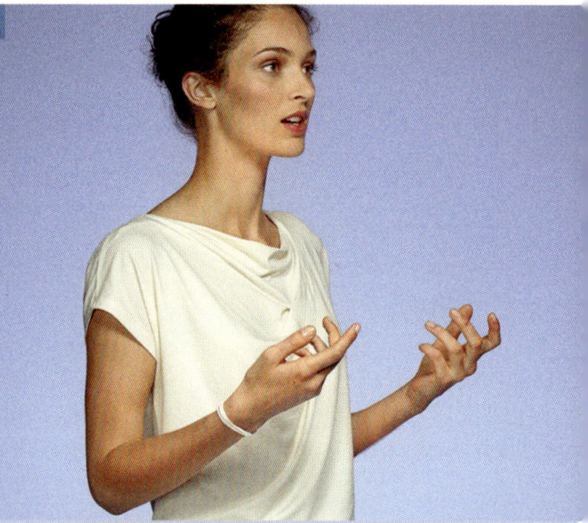

DIE HÄNDE WERDEN OFT VERGESSEN ...

... wenn es um Entspannung geht. Dabei sind sie gute Indikatoren für den eigenen Zustand und darum auch sehr wichtige Ansatzpunkte, um darauf Einfluss zu nehmen. Achten Sie im Alltag einmal darauf, was Ihre Hände gerade machen. Wenn Sie immer »unter Strom« stehen, werden Sie höchstwahrscheinlich geballte Fäuste oder angespannte Finger finden. Wenn Sie sich oft erschöpft, müde und antriebslos fühlen, sind womöglich auch Ihre Hände kraftlos und schlapp.

Die Hände bieten sich fürs Üben in allen möglichen Alltagssituationen an. Einige Beispiele: Sie sitzen vor dem Computer und überlegen, was Sie Ihrem Kunden, Geschäftspartner oder Kollegen schreiben wollen; dabei helfen Ihnen Winning Moves mit Kiefer, Fingern und Händen. Im Auto stehen Sie vor der roten Ampel oder im Stau? Eine wunderbare Zeit für das Nimm-2-Training mit Kiefer und Händen, hier können Sie sogar die Stimme dazunehmen. Autoradio an und los!

Kiefer und Becken

➤ Ist Ihr Kiefer noch in Bewegung? Dann machen Sie weiter – oder beginnen neu!

➤ Nun zieht der Kiefer das Becken mit hinein in die Bewegung. Lassen Sie es sanft kreisen oder, wenn Ihnen dies nicht gut gelingt, bewegen Sie es ein wenig hin und her, nach rechts und links, vorn und hinten. Es können ganz kleine Bewegungen sein. Die Knie sollten dabei leicht gebeugt sein. 5

➤ Seien Sie geduldig mit sich selbst. Probieren Sie aus, welche Bewegung für Sie passt. Lassen Sie sich wieder von der Musik unterstützen. Stellen Sie sich vor, dass Sie die Musik mit Ihren kleinen Bewegungen in Ihre Körpermitte hineinziehen und ihr dort Platz geben, sich auszubreiten. Folgen Sie den Emotionen, die die Musik in Ihnen auslöst. Sie können darauf vertrauen, dass es sich irgendwann genau richtig anfühlt – und dass Sie das wunderbare Gefühl aus diesem harmonischen Zusammenspiel dann immer wieder suchen und es auch finden werden.

➤ Wenn Sie spüren, dass Sie auf dem richtigen Weg sind, genießen Sie das Miteinander von Kiefer und Becken noch eine Weile. Und dann gehen Sie weiter.

5

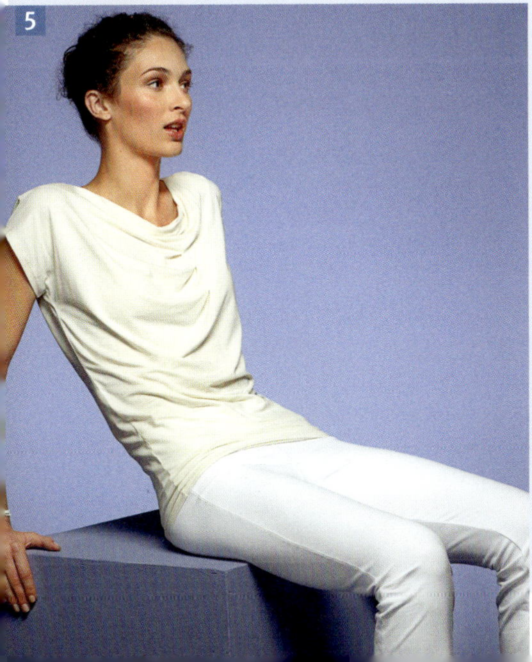

DIE KARIBISCHE BEWEGUNG

Die Kiefer-Becken-Bewegung ist eine besonders attraktive Verbindung, wir nennen sie die »karibische Bewegung«. Sie wird Ihnen viel Freude machen. Denn je stärker und selbstverständlicher diese Winning Moves in Ihren Alltag einfließen, desto mehr wird Ihre positive Ausstrahlung zunehmen. Schon nach den ersten Übungen werden Sie etwas von der Leichtigkeit, der Gelassenheit und Lebenslust verspüren, die in südlichen Regionen zum Lebensgefühl gehören.

Die motorische Verbindung zwischen Kiefer und Becken hat eine stark vitalisierende Wirkung. Das ist an sich leicht verständlich, geht es doch hier um unsere Mitte, das Zentrum des Körpers. Im Gegensatz zu anderen Kulturen werden die Beckenbewegungen bei uns jedoch oft noch tabuisiert, so dass sie ermüden, verkümmern oder ganz verschwinden. Entsprechend ist mit dem Becken häufig das Thema einer überstarken Selbstkontrolle verbunden. Lassen Sie sich also in den »Süden« entführen und bringen Sie ihn hinein in Ihr Leben.

Kiefer und Knie

➤ Bleiben Sie in der Kieferbewegung, die Sie in der letzten Übung gefunden haben.

➤ Zum Kiefer kommen nun die Knie hinzu: Öffnen und schließen Sie die Beine leicht. Die Knie führen die Bewegung. Das geht besonders gut im Sitzen oder im Liegen mit aufgestellten Beinen. 6

➤ Wenn Sie die Beine im Stehen bewegen, nehmen Sie dabei doch gleich das Becken mit in diese Bewegung hinein. Auch hier verschmelzen wiederum die Bewegungen von Knien und Kiefer. Die beiden öffnen und schließen sich in einer immer harmonischeren Bewegung.

➤ Unterstützen und verstärken Sie diese Bewegung mit Ihrer Stimme.

➤ Wenn Sie das Gefühl haben, dass Sie »drin« sind in dieser Kiefer-Knie-Verbindung und dass Sie jetzt eigentlich ewig weitermachen könnten mit diesen kleinen Bewegungen, dann sind Sie schon im Einklang. Genießen Sie das Gefühl noch eine Weile. Und dann gehen Sie weiter.

Kiefer und Füße

➤ Der Kiefer bewegt sich schwingend und locker weiter und sendet nun seine Impulse ganz nach unten, zu den Füßen.

➤ Bringen Sie Ihre Füße in kleine, lockere Bewegungen. Stützen Sie sie auf den Fersen auf, und lassen Sie sie hin und her pendeln. Oder bewegen Sie sie auf und ab. 7

➤ Es können auch kleine Schüttelbewegungen sein. Probieren Sie aus, was für Sie passt. Wesentlich ist wieder das Zusammenspiel mit dem Kiefer, der Tango zu zweit.

➤ Bringen Sie Ihre Stimme mit hinein in diesen Tanz.

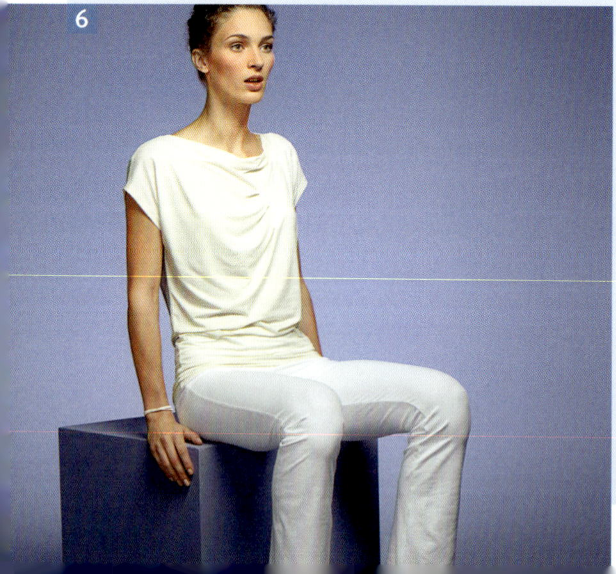
6

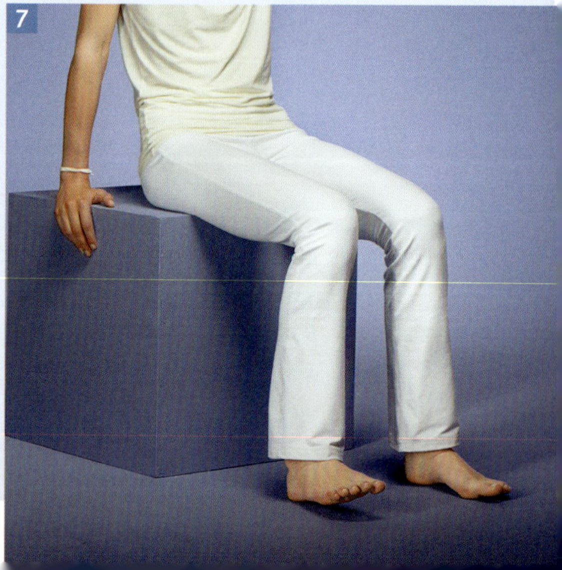
7

Letzte Phase: Vernetzung

➤ Sie stehen, sitzen oder liegen und lassen nun alle Bewegungen zusammenfließen. 8 Im Gehen klappt es auch, aber das ist dann schon die höhere Anwendungskunst der Winning Moves.

➤ Manchmal gelingt diese Vernetzung sofort, manchmal brauchte es Zeit. Seien Sie geduldig mit sich.

➤ Es ist auch nicht unbedingt erforderlich, dass alle Hotspots dabei sind. Wenn Sie in einem Teil Ihres Körpers die sanften kleinen Bewegungen spüren, richten Sie Ihre Aufmerksamkeit darauf.

➤ Lassen Sie es geschehen. Sie müssen nichts machen, sondern nur zulassen. Früher oder später vereinigen sich die verschiedenen Bewegungen, werden vielleicht zu einer Welle, einer Woge, die sich im ganzen Körper ausbreitet. Oder zu einem inneren Tanz, der ganz leicht und locker alles erfasst, was mitmachen will. Sie sind ganz entspannt, bewegt entspannt.

➤ In diesem Körpergefühl fühlen Sie sich zu Hause. Es ist Ihre Heimat, Ihre Insel. Jederzeit können Sie diese Insel aufsuchen. Hier finden Sie einen Schutz vor allem, was auf Sie einströmt. Sagen Sie sich – oder denken Sie es: »Ich bin in mir zu Hause. Dieses ist meine Insel. Hier finde ich mich. Hierher kann ich umschalten!«

Lassen Sie sich ausreichend Zeit für diese letzte Phase – mindestens 10 Minuten.

8

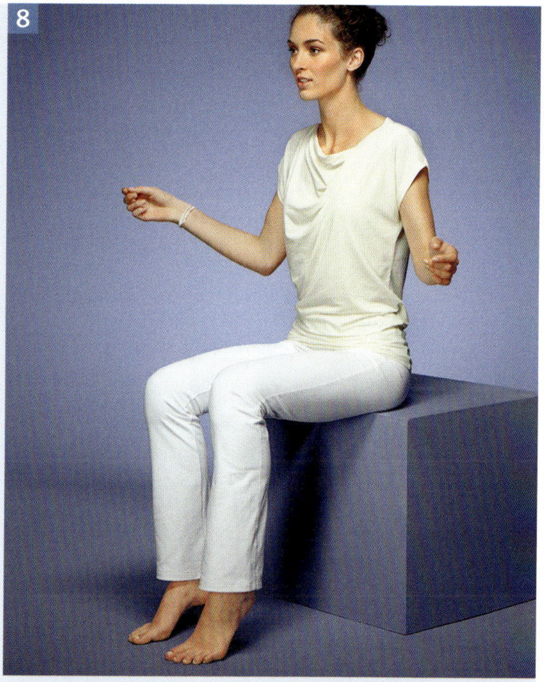

TIPPS & HINWEISE

Sie sollten auch dieses Training am Anfang mit Musik durchführen. Nach einigen Wiederholungen wird sich Ihnen die Musik so eingeprägt haben, dass Sie sich an die Melodien leicht erinnern können. Dann ersetzen Sie einfach die reale durch die imaginierte Musik.

In der Alltagsversion dieses Trainings verzichten Sie bewusst auf die letzte Phase, die wir »Vernetzung« nennen. Üben Sie dann nur die Nimm-2-Bewegungen so häufig wie möglich. Das geht überall, denn schon nach kurzer Zeit werden die Bewegungen feiner und für Außenstehende unsichtbar. Jede Wiederholung stärkt die positive Psychomotorik und bringt sie in den Organismus zurück. Auch hier gilt: Nicht die Bewegungen an sich sind wichtig, sondern ihre Effekte.

INNERER EINKLANG: DIE QUELLE, AUS DER WIR ALLE SCHÖPFEN

Die folgenden Entspannungsreisen führen Sie in den inneren Einklang: Die »Rote Reise« bringt Sie temperamentvoll und beschwingt ans Ziel, die »Blaue Reise« mit sanften, getragenen Klängen und Bewegungen. Wonach ist Ihnen heute zumute? Sie können wählen.

ÜBER DIE ROTE UND DIE BLAUE REISE

Stress hat viele Gesichter und Ursachen, und jeder Mensch unterscheidet sich vom anderen in der Art und Weise, wie er Stress zu bewältigen versucht. Auch situationsbedingt kann mal die eine, mal die andere Strategie hilfreicher sein. Deshalb ist es von Vorteil, die Wahl zwischen verschiedenen Ansätzen zu haben, die zwar das gleiche Ziel verfolgen, aber auf unterschiedlichen Wegen.

Die rote und die blaue Reise verfolgen das gleiche Ziel, den inneren Einklang, aber sie unterscheiden sich unter anderem in Dauer, Rhythmus und Bewegungen.

So haben Sie immer wieder die Wahl und werden erleben, dass Sie an manchen Tagen das temperamentvolle rote Format (Seite 59) anspricht und an anderen Tagen die ruhige, vertiefende, blaue Reise (Seite 50). So finden Sie immer wieder das Richtige für sich.

Als Reisevorbereitung: Abklopfen

Immer dann, wenn wir Belebung und Entspannung besonders brauchen, wächst bekanntermaßen gleichzeitig die Unlust, tatsächlich etwas dafür zu tun. Deshalb beginnen wir jede der beiden Reisen mit dem Abklopfen – das geht immer, denn es erfordert keine große Überwindung.

WIRKUNG

Durch das Abklopfen kommen Wecksignale ins Gehirn, und die Unlust schwindet. Sie werden feststellen, dass Sie mit diesem kleinen Trick, also mit der lockernden Wirkung des Abklopfens, schnell zu weiteren Übungen bereit werden. Natürlich hilft auch schon hier eine rhythmische Musik.

➤ Beginnen Sie mit Ihrem Kopf: Beklopfen Sie ihn mit lockeren Fingern vom Scheitelpunkt abwärts über die Stirn und seitwärts, wo die Kiefermuskulatur zu spüren ist. 1

➤ Öffnen Sie dabei ein wenig den Mund, sodass der Kiefer locker ist. Die Musik ermuntert und lädt Sie ein, das weitere Abklopfen mit eigenen Tönen zu begleiten.

Mit einer lockeren Faust wandern Sie nun rhythmisch klopfend über den Körper:

➤ Gehen Sie vom Nacken über die Schultern zu den Armen. Erst den einen, dann den anderen Arm beklopfen. 2 Vergessen Sie die Hände nicht. Schauen Sie Ihrer Hand beim Klopfen zu, dann bleibt der Nacken entspannt.

➤ Wenden Sie sich nun dem Oberkörper zu, und beklopfen Sie den Bereich unterhalb des Schlüsselbeins. Ein bisschen wie Tarzan, nur bitte sanft und leicht.

➤ Die klopfende Faust wandert weiter zum Bauch und dann auf die Rückseite zum Po. Den können Sie ruhig etwas energischer bearbeiten, er kann mehr vertragen.

➤ Vom Po die Beine hinab, erst hinten, dann vorn, und auch die Füße werden einbezogen. Erst ein Bein, dann das andere. 3

➤ Wenn Sie fertig sind, spüren Sie einen Moment nach ... Nun sind Sie bereit, und die Reise geht los!

TIPPS & HINWEISE

Gehen Sie bitte nicht zaghaft und zu vorsichtig an die Sache heran, sondern beherzt! Sich selbst zu beklopfen (oder auch beklopft zu werden) ist immer schön, es kann auch beruhigend und ausgleichend wirken. Hier aber soll es wachmachen.

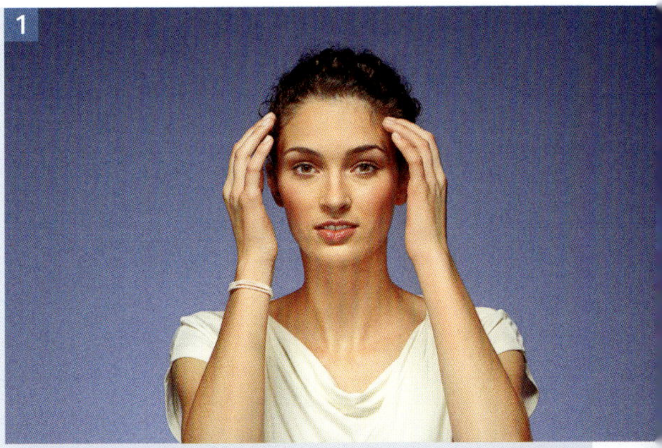

1

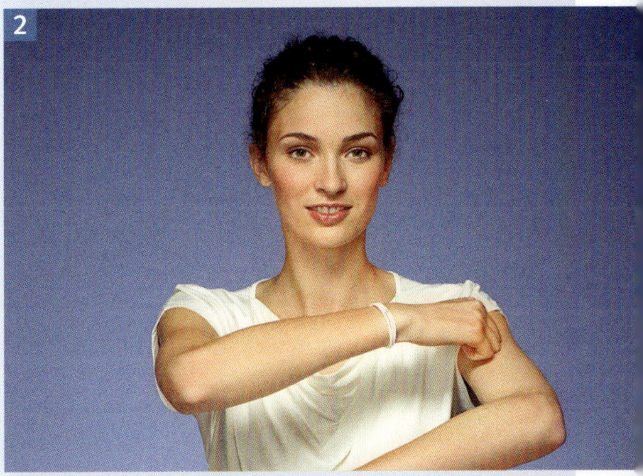

2

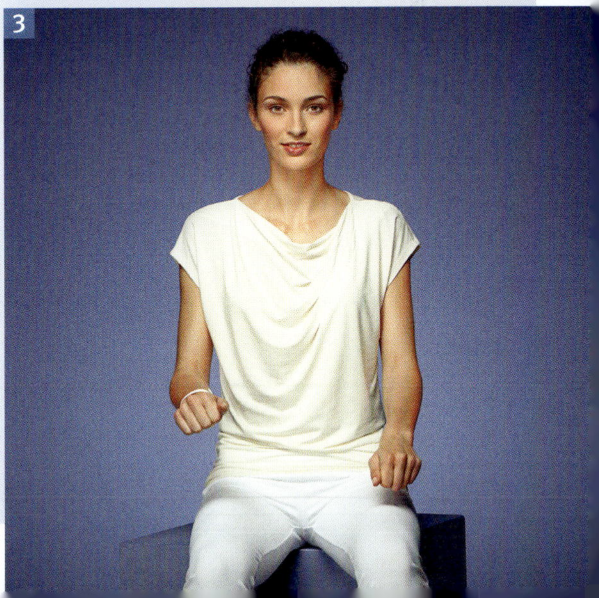

3

Die blaue Reise in den inneren Einklang ● Track 5

Entspannung durch Loslassen

WIRKUNG
Diese Reise führt Sie in den inneren Einklang, den optimalen Zustand des Nervensystems, in dem Sie zufrieden, erfüllt und einverstanden mit sich und Ihrem Leben sein werden.

Sie können im Sitzen, im Stehen oder auch im Liegen üben.

Der gelöste Kiefer

Nach dem Abklopfen beginnt die Reise mit dem Kiefer. Bitte vergessen Sie nie, dass unser Kiefergelenk ein sehr sensibler Bereich ist. Vermeiden Sie deshalb grobe, starke Bewegungen. Die beabsichtigten Wirkungen erzielen wir auch mit vorsichtigen Impulsen.

➤ Beginnen Sie also mit kleinen, aber kraftvollen und ruhig etwas anstrengenden Bewegungen. Vielleicht können Sie sich dabei vorstellen, wie ein Biber an einem Baum zu nagen. Die Musik gibt den Rhythmus vor. 1

➤ Spüren Sie die Spannungen im Kieferbereich, um den Mund, in der Halsmuskulatur. Sie kommen unter anderem vom Festhalten, Zähnezusammenbeißen, Runterschlucken.

➤ Verstärken Sie diese Bewegungen so, dass die Spannungen im Kiefer immer deutlicher werden. Jede Entspannung braucht die vorangehende Anspannung, deshalb sind diese Verdichtungsbewegungen so wichtig.

1
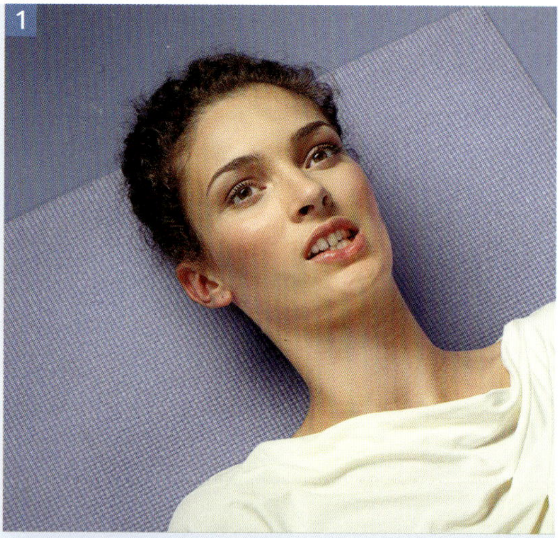

2
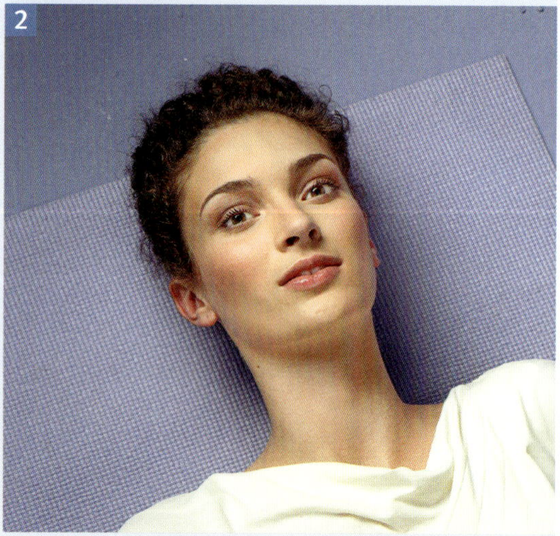

➤ Jetzt schalten Sie um und entspannen den Kiefer mit angenehmen, leichten Lösungsbewegungen. Wenn dann die neue Musik einsetzt, folgen Sie ihr ... Lassen Sie zu, dass diese wunderbare, sanfte Melodie Ihre Lippen bewegt, den Mund, den Kiefer. Es ist so schön, wenn die Kontrolle nachlassen darf und alle Spannungen weichen können.

➤ Spüren Sie ein feines Strömen um den Mund herum? Das ist wunderbar, und Sie können es vertiefen, indem die Bewegungen noch feiner, gefühlvoller werden. 2

Die Musik verebbt und die Bewegungen gehen weiter – und weiter ...

Die gelöste Schulter

Schultern, Nacken und oberer Rücken sind häufig verkrampft, wenn wir uns zu viel zumuten, zu viel tragen im Leben, ängstlich sind.

➤ Machen Sie diese Anspannungen fühlbar, und ziehen Sie einige Male zuerst die rechte und dann die linke Schulter hoch. 3
Dann heben und senken Sie beide Schultern gleichzeitig im Rhythmus der Musik.

➤ Nun kommt der Kiefer mit kleinen, kraftvollen Bewegungen dazu. So bauen Sie ganz bewusst Spannung in den Schultern und im Kiefer auf. Stärker – und noch stärker!

➤ Jetzt schalten Sie um und entspannen den Kiefer mit angenehmen, leichten Lösungsbewegungen. Wenn die neue Musik einsetzt, folgen Sie ihr. Mit sanften Bewegungen lösen Sie die Anspannung in Ihren Schultern – mal rechts, mal links, mal beide zusammen.

➤ Genießen Sie das Gefühl, alles loszulassen, was auf Ihren Schultern lastet! Und finden Sie eine Bewegung, die dieses Gefühl verstärkt: langsam, sanft – und noch langsamer – ganz entspannt. 4

Die Bewegungen tun gut und gehen in die Tiefe – wie die Musik, mit der sie mehr und mehr verschmelzen. Innerer Druck kann sich lösen, der Körper und die Seele freuen sich. Auch wenn die Musik ausklingt, bleiben Sie noch eine Weile in Bewegung.

3

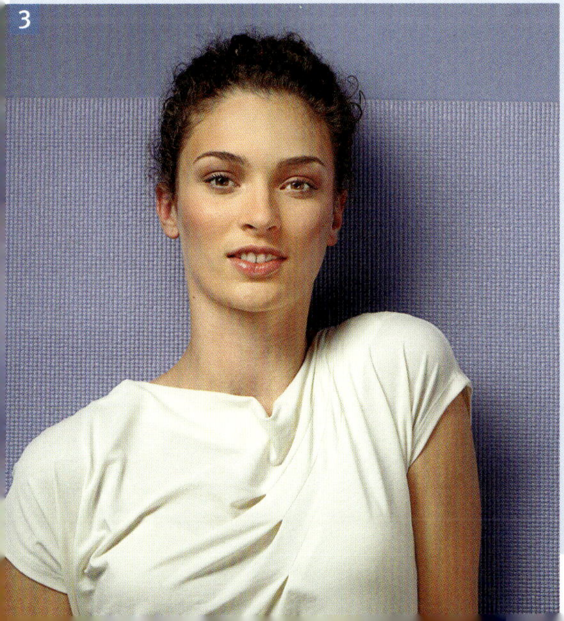

4

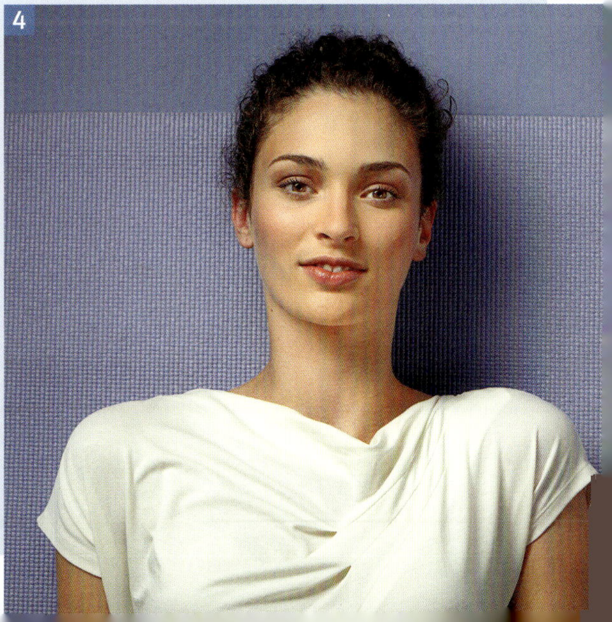

Die gelösten Ellenbogen

Wenden Sie sich jetzt Ihren Armen zu, speziell dem Spielraum Ihrer Ellenbogen. Spannungen in Armen und Oberkörper zeigen unter anderem an, dass wir uns häufig zurückhalten oder uns zusammenreißen, uns zu wenig zutrauen oder übervorsichtig sind.

➤ Drücken Sie Ihre Ellenbogen immer wieder seitlich gegen den Oberkörper – so als würden Sie den Brustkorb zusammenpressen wollen: pressen, lösen, pressen. 5

➤ Begleitet und inspiriert von der Musik verstärken Sie diese Bewegungen nun noch mehr. Auch Kiefer und Schultern sind dabei.

➤ Nun schalten Sie um und entspannen Ellenbogen, Arme und Kiefer. Wenn die Musik dazukommt, folgen Sie ihr. Sie lädt Sie zum Loslassen ein, und so lassen Sie beide Arme im Rhythmus der Musik einfach locker um Ihren Körper herum schwingen, hin und her. 6

➤ Vielleicht erinnern Sie sich daran, dass Sie dies schon als Kind gern gemacht haben: die Arme fliegen lassen? Besonders leicht und wie von selbst geht das, wenn Sie den Schwung zu dieser Flugbewegung aus dem Becken nehmen. Genießen Sie das Gefühl, dass die Arme jetzt für nichts anderes zuständig sind, als sich zu entspannen.

Diese Bewegungen tun gut – und sie gehen in die Tiefe. Wie die Musik, mit der sie mehr und mehr verschmelzen und eins werden. Der Kiefer bewegt sich, die Schultern bewegen sich, und die Arme bewegen sich ebenso wunderbar leicht, ganz unbeschwert.

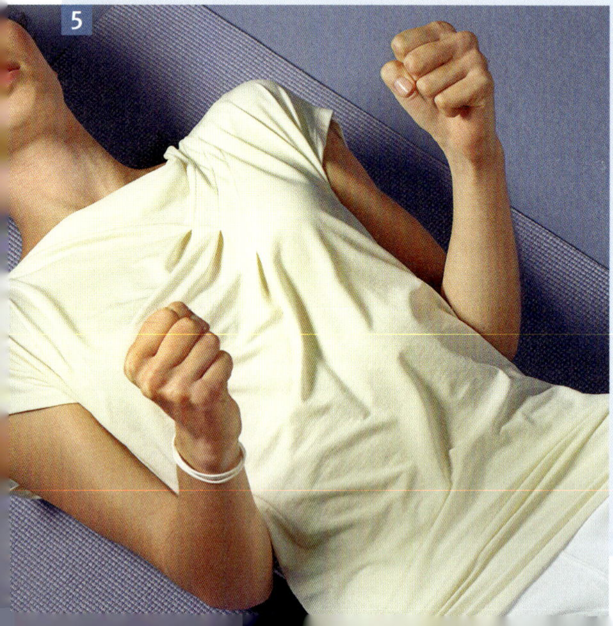

5

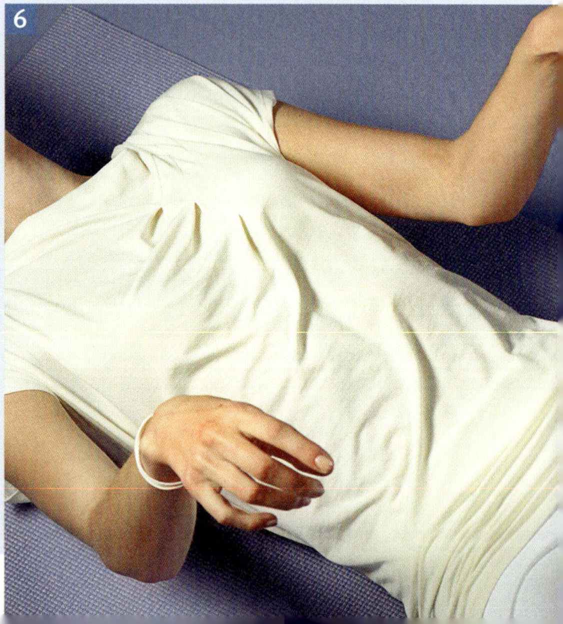

6

Die gelösten Hände

Wenden Sie sich jetzt Ihren Händen zu. Unsere Hände sind manchmal kalt, zaghaft und verkrampft. Das sind mögliche Folgen, wenn wir nicht richtig zugreifen oder festhalten, zu häufig zögern, Berührungen meiden und ähnliches.

➤ Ballen Sie jetzt die Hände zu Fäusten, und lassen Sie sie vor Anspannung zittern. Kurz lösen und wieder zusammenballen. Und nochmal. 7

➤ Vielleicht bereitet es Ihnen Freude, den Druck in den Händen weiter zu verdichten. Also packen Sie noch einmal richtig fest zu, und lassen Sie Ihre Fäuste vibrieren. Stärker und noch stärker ... Auch Kiefer, Schultern und Ellenbogen sind dabei und unterstützen die Anspannung.

➤ Und nun lösen Sie den Druck. Öffnen Sie langsam beide Hände wie eine sich sanft öffnende Knospe. 8 Vielleicht können Sie wahrnehmen, wie Wärme die Hände durchströmt, vielleicht kommen gerade jetzt schöne Erinnerungen in Ihnen hoch oder Traumbilder, Freude auf etwas ...

➤ Geleitet durch die Musik öffnen und schließen Sie die Hände ganz leicht und immer wieder. Sie lassen los, geben ab und kommen in Kontakt.

Diese Bewegungen tun gut – und sie gehen in die Tiefe. Wie die Musik, mit der sie mehr und mehr verschmelzen und eins werden. Innerer Druck kann sich lösen: im Kiefer, in den Schultern, in den Armen und jetzt auch in den Händen. Der Körper und die Seele freuen sich.

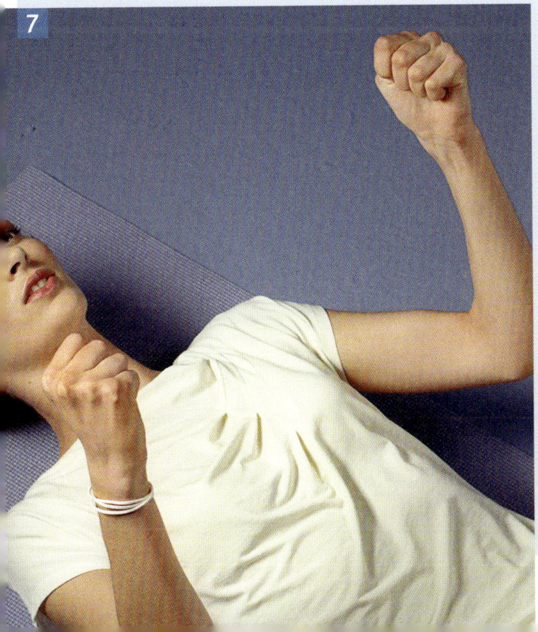
7

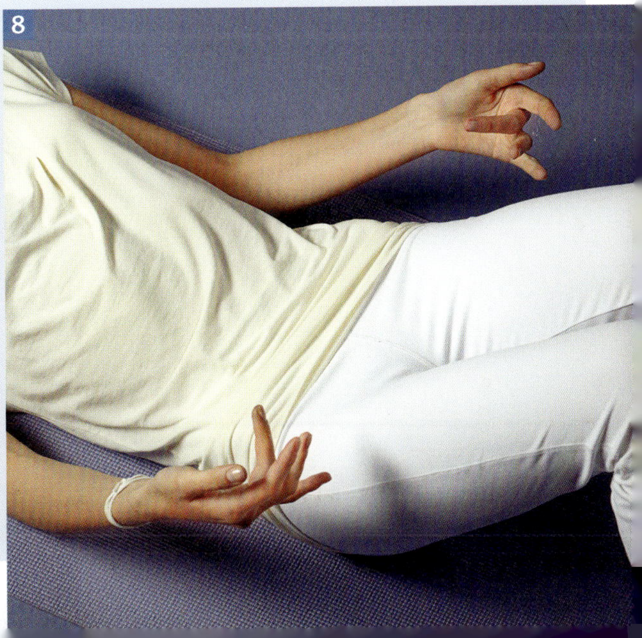
8

Das gelöste Becken

Wenden Sie sich jetzt Ihrem Becken zu. Es ist besonders dankbar für jede dynamische Bewegung, denn wir nutzen seine Kraft viel zu selten. Unbewusst kontrollieren viele Menschen besonders mit dem Becken ihre Emotionen und Energieströme. Das hält das Becken angespannt und unbewegt, es wird zur inneren Bremse.

➤ Bewegen Sie Ihr Becken bewusst in eine Anspannung hinein. Stellen Sie sich vor, Sie würden es gegen einen schweren Gegenstand stemmen. Drücken Sie ihn weg! 9

➤ Kiefer, Schultern, Ellenbogen und die Hände unterstützen das Becken dabei. Verbünden Sie sich mit den Rhythmen der Musik. Bleiben Sie in diesen starken Bewegungen, auch wenn Sie anfangen zu ermüden. Nur so kommen Sie dahin, die gewaltige Kraft des Beckens zu spüren und einzusetzen.

➤ Nun darf sich das Becken erholen. Gleiten Sie über in sanft schwingende, schaukelnde Bewegungen. Genießen Sie, wie es mehr und mehr loslassen, sich entspannen kann. 10

➤ Wenn die Musik dazukommt, folgen Sie ihr. Spüren Sie, wie beweglich Ihr Becken ist und wie es den Oberkörper und die Beine ganz ohne deren eigenes Zutun in diese lebendige, pulsierende Beweglichkeit hineinzieht, in die karibischen Bewegungen.

➤ Der Kiefer schwingt, das Becken schwingt, und Schultern, Arme und Hände schwingen mit. Diese Bewegungen tun gut – und sie gehen in die Tiefe. Wie die Musik, mit der sie mehr und mehr verschmelzen und eins werden. Körper und Seele freuen sich.

9

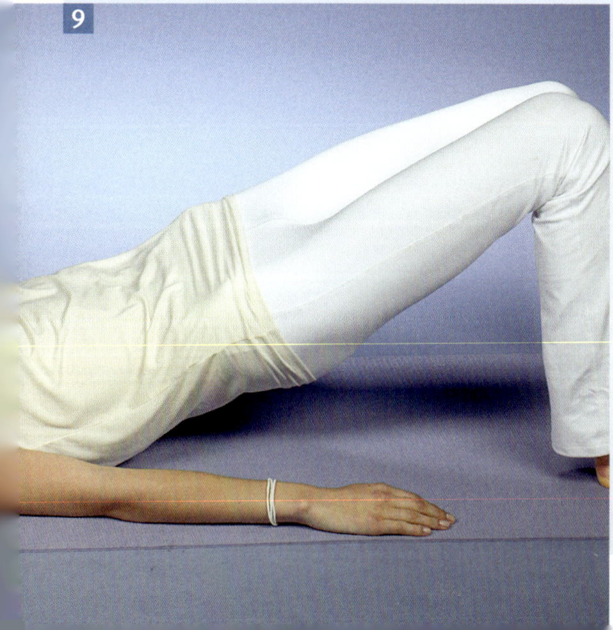

10

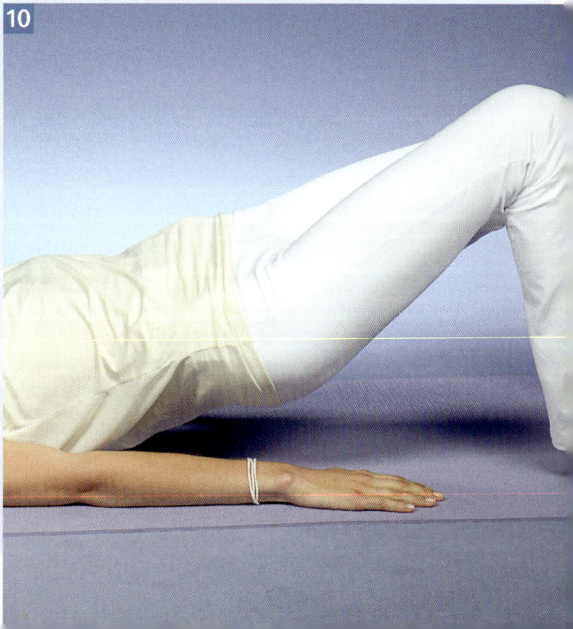

Die gelösten Knie

Legen Sie sich bitte hin, und richten Sie Ihre Aufmerksamkeit auf Ihre Beine, speziell auf die Knie. Unsere Beine wollen sich bewegen, dazu sind sie gemacht. Aber wir müssen sie viel zu häufig still halten. Deswegen stauen sich hier unterdrückte Bewegungsimpulse besonders stark, erkennbar etwa an Spannungen im Oberschenkel und steifen Knien.

➤ Stellen Sie die Beine auf. Pressen Sie dann Ihre Knie so zusammen, als wollten Sie auf diese Weise eine harte Nuss knacken, die zwischen Ihre Knie geklemmt ist. 11

➤ Dann lassen Sie die Spannung kurz los, um sie anschließend wieder zu verstärken. Kurz lösen und wieder zusammenpressen. Lösen und wieder pressen. So wie vorher mit den Ellenbogen. Kiefer, Schultern, Arme und Hände und das Becken unterstützen Sie darin mit aller Kraft.

➤ Nun schalten Sie um – in ganz leichte, lösende Bewegungen von Beinen und Kiefer. Alle Anspannungen lösen sich auf. Die Beine können ihr Gewicht abgeben, müssen sich nicht mehr anstrengen.

➤ Machen Sie die Schmetterlingsbewegung: Die aufgestellten Beine öffnen und schließen sich. Oder sie pendeln von einer Seite auf die andere, ganz entspannt und gelöst. 12

➤ Wenn die Musik dazu kommt, folgen Sie ihr. Spüren Sie, wie tief diese leichten, melodischen Bewegungen wirken, wie Sie so in einen tranceähnlichen Zustand gelangen, in die totale bewegte Entspannung – vor allem dann, wenn der Kiefer diese Bewegungen begleitet. Körper und Seele freuen sich.

11

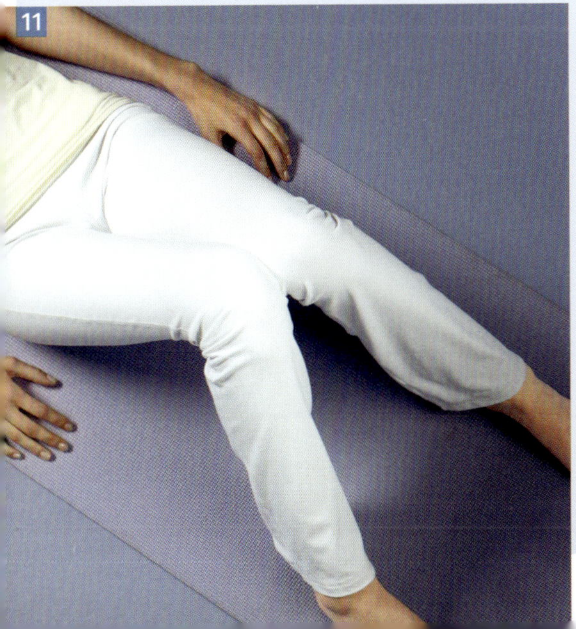

12

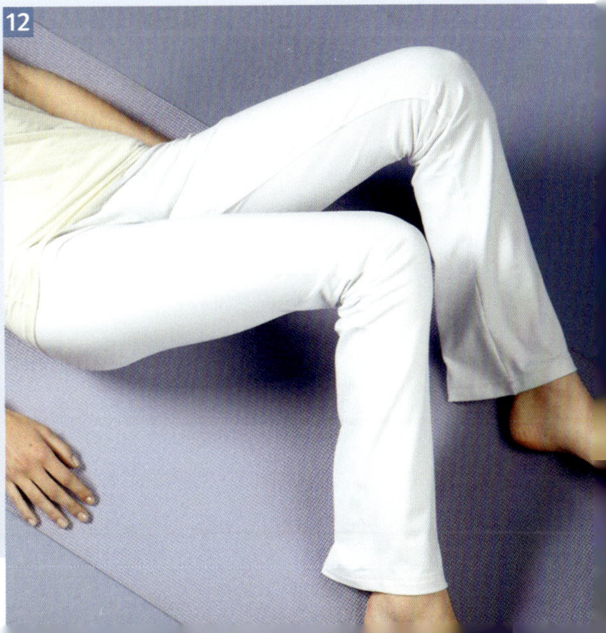

13

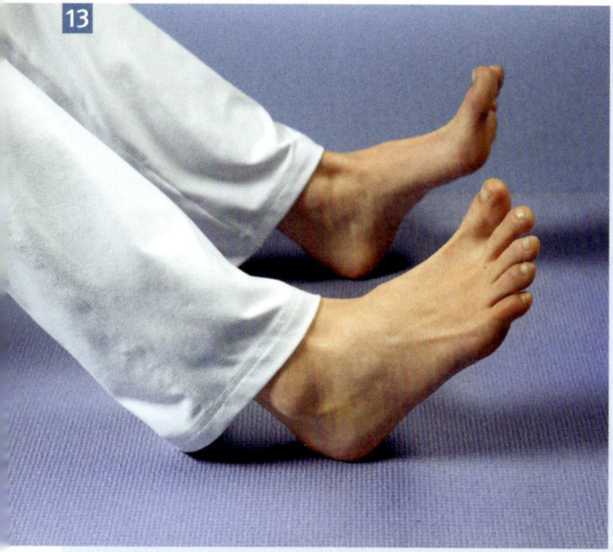

14

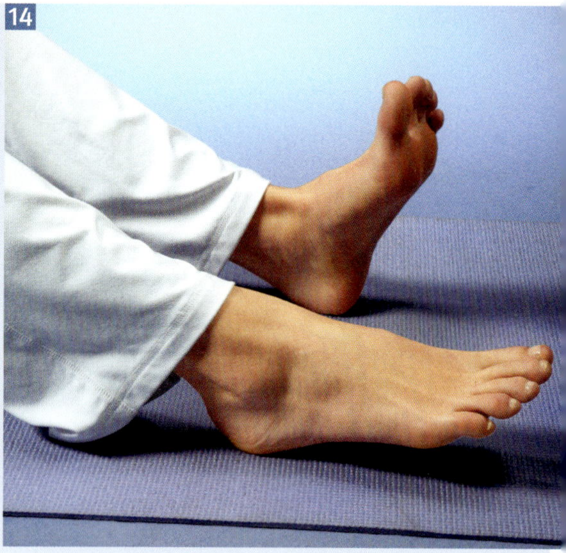

Die gelösten Füße

Wenden Sie sich jetzt Ihren Füßen zu. Die Füße geben uns Halt und das Gefühl von Standhaftigkeit und Sicherheit. Mit ihnen stehen wir fest auf der Erde, sie sind unsere Basis. Und je entspannter sie sind, desto besser können wir im Leben stehen.

➤ Die rhythmische Musik lädt Sie noch einmal zum Anspannen ein. Ziehen Sie die Füße immer wieder fest zusammen, lösen Sie sie dazwischen kurz, um sie dann wieder energisch anzuspannen.

➤ Machen Sie es sich nicht zu leicht, verspannte Füße brauchen zuerst einmal stärkere Reize. Stellen Sie sich vor, dass Sie auf diese Weise ein Loch in den Untergrund bohren. Graben Sie noch einige Male so stark wie möglich im Boden, gehen Sie gegen seinen Widerstand an. Der ganze Körper unterstützt Sie dabei! 13

➤ Nun schalten Sie um und tun nichts anderes, als Ihre Füße sanft zu bewegen, so wie ein Windhauch ein Blatt bewegt. 14 Ihre Füße werden noch wärmer, noch fühlender. Es ist ein Genuss.

➤ Die Musik verebbt, und die Bewegungen gehen weiter – und weiter ... Der Kiefer, die Schultern, die Arme, die Hände, das Becken, die Beine und die Füße.

FÜSSE & WOHLBEFINDEN

Die Akupunktur und andere Heilmethoden betonen die besondere Bedeutung der Füße fürs Wohlergehen des Menschen. Die Winning Moves können durchaus ähnliche Wirkungen haben wie Akupunkturnadeln. Das werden Sie spüren, wenn Ihre Füße diese wunderbaren »blauen« Bewegungen finden.

In den inneren Einklang

➤ Dieser letzte Teil der Reise führt Sie in die bewegte Stille. Dazu sollten Sie bequem sitzen oder liegen. Wenn Sie sich hinlegen wollen, dann bitte auf die linke Seite. 15

➤ Sie sind jetzt ganz entspannt und innerlich ganz klar. Spüren Sie die wunderbaren, sanften Verbindungen zwischen Kiefer, Armen, Becken und Ihrem restlichen Körper.

➤ Wahrscheinlich ist jetzt auch Ihr Geist ziemlich entspannt. Sie denken an das eine oder andere, ohne dass Ihre Gedanken an einem Thema haften bleiben und ohne dass der Verstand bewertet. Genießen Sie diesen Zustand. Er stärkt Ihr Nervensystem, und das werden Sie sehr bald merken.

➤ Vielleicht sind Sie jetzt müde. Dann nehmen Sie sich die Freiheit, sich auszustrecken und einzuschlafen.

➤ Und vielleicht spüren Sie ein inneres Strömen, das die kleinen Bewegungen begleitet. Wenn es sich ausweitet, dann vertieft es sich, zieht nach innen, berührt das Herz, die Gefühle und auch den Bauch. Und es löst alle Spannungen, die sich hier angesammelt haben. Der Bauch vergisst nie – die Freude, die Hoffnungen, die Ängste, den Ärger, die Schmerzen ... Alles, was innerlich belastet, löst sich jetzt, und der Bauch wird frei und warm. Sie können dies immer besser fühlen. Der Parasympathikus, dieser so wichtige Beruhiger, ist ganz wach und aktiv. Er verrichtet seine Arbeit und bringt Sie mehr und mehr

15

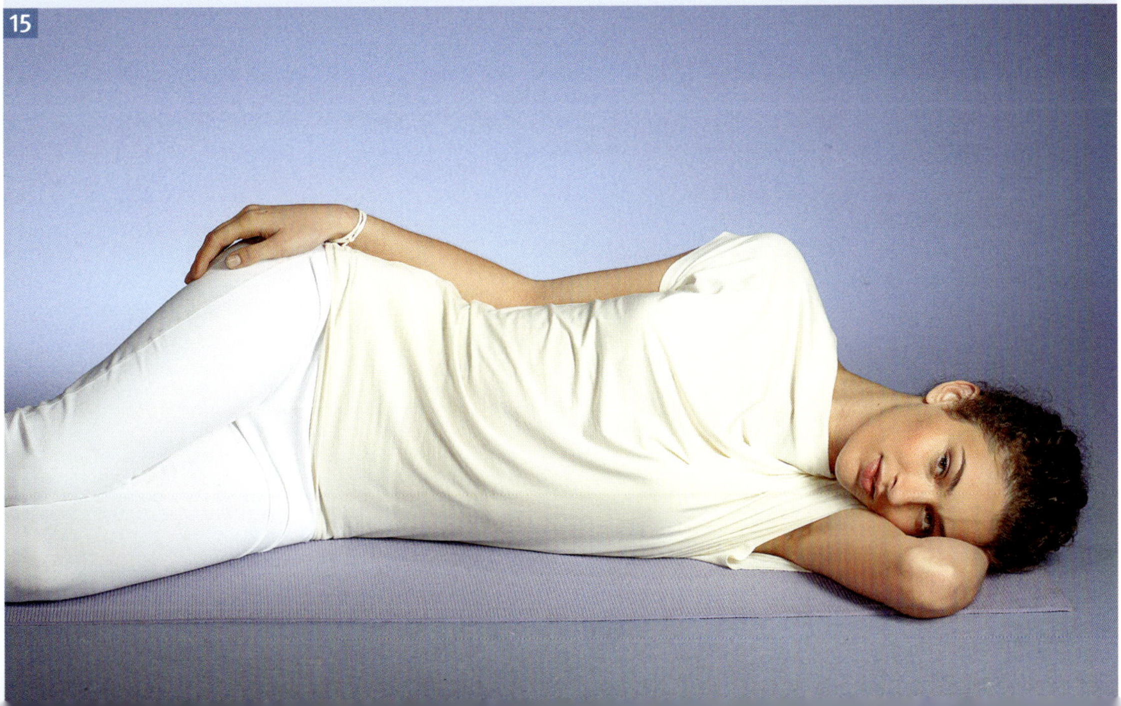

in den inneren Einklang, die Quelle, aus der wir alle schöpfen können.

➤ Unterstützen Sie dies mit kleinen Bewegungen und dem inneren Bild: »Ich komme zu mir nach Hause.« Vielleicht müssen Sie diese Bewegung noch etwas suchen, vielleicht ist sie aber schon da.

➤ Im inneren Einklang öffnet sich das Unbewusste, wir können es ansprechen. Wir können ihm sagen: »Ich schaffe das!« »Ich wage es.« »Alles wird gut!« Oder was auch immer für Sie hilfreich ist. Das Unterbewusste versteht es und nimmt es an.

➤ Im inneren Einklang verbinden sich Bauch, Herz und Kopf. Das Körpergefühl, die Emotionen und der Verstand – alles schwingt zusammen, wir fühlen uns eins, mit uns selbst und mit allem um uns herum. Dabei fühlt es sich an, als ob sich ungute emotionale oder gedankliche Fixierungen einfach abschalten würden – all die ermüdenden, überflüssigen Fixierungen auf die Baustellen des Lebens. Wir finden eine andere Sicht auf die Probleme, die uns umtreiben und so viel von unserer Energie binden.

➤ Und manchmal wird jetzt ganz klar, wie der weitere Weg aussieht – wo Sie hin wollen, was Sie brauchen, was Sie glücklich macht. Sie spüren die Zuversicht, dass es Ihnen gelingen wird. Es sind diese Glücksmomente, die uns stark machen und freundlich und gesund und zuversichtlich.

➤ Nehmen Sie diese Gedanken und Gefühle mit in den Tag oder in die Nacht, sie werden Sie beruhigen, stärken und inspirieren.

DER INNERE EINKLANG

Jeder braucht die Momente des inneren Einklangs, den aktiven Parasympathikus. Diese Momente machen das Leben lebenswert. Deswegen sagen wir: Entspannung ist nur der Anfang, das Beste kommt danach – der Einklang.
Der innere Einklang verfügt aber auch über therapeutische Potenz. Die Dynamische Entspannung und ihre Vorläufer wurden viele Jahre lang getestet: mit gehemmten oder überdrehten Kindern, mit Angstpatienten, Schmerzpatienten, Menschen in Erschöpfungszuständen oder in anderen schweren Krisen. Wer den Zugang zum inneren Einklang wiederfindet, kommt aus allem wieder heraus und zurück in den Fluss des Lebens.

TIPPS & HINWEISE

Sie können Ihren Erfolg kontrollieren: Es gibt einen zuverlässigen Indikator für die Wirkung der blauen Einklangsreise. Achten Sie darauf, wie viel Zeit Sie sich für die letzte Phase, die bewegte Stille, nehmen. Am Anfang haben Sie möglicherweise schon nach einigen Minuten das Gefühl: »So, jetzt reicht es!« Aber mit jedem Mal vertieft sich der innere Einklang, und das wirkt sich auch auf die Dauer aus. Irgendwann sind Sie so mit sich und der Welt verschmolzen, dass Sie gar nicht mehr rauswollen aus der bewegten Stille. Manche protokollieren diese Zeiten und können so ihren Prozess verfolgen.

Die rote Reise in den inneren Einklang • Track 6

Schwungvoll zur Entspannung

WIRKUNG
Auch die rote Reise bringt Sie in tiefe Entspannungs- und Einklangszustände. Allerdings ist der Weg nicht ganz so ruhig und meditativ. Für nervöse Menschen mit hoher Grundanspannung ist dieser aktive, stimulierende Weg häufig der passendere.

➤ Üben Sie im Stehen, Sitzen oder Liegen, und stimmen Sie sich mit Abklopfen ein. Beklopfen Sie beherzt, nicht zu sanft, Brustkorb, Arme, Beine und vielleicht Gesicht und Kopf. Der Kiefer bleibt ganz locker. 1 Sie wollen wach werden für diese Reise, in der Sie ein laufender Wechsel von Anspannen und Lockern, Halten und Loslegen erwartet.

Der befreite Kiefer

Es beginnt wieder mit dem Kiefer. Bitte berücksichtigen Sie dessen Empfindlichkeit auch in den folgenden Anspannungsphasen: keine Verkrampfungen, Schmerzen oder Ähnliches. Finden Sie zwar drastische, aber immer angenehme Anspannungen, denn sie wirken am intensivsten.

➤ Spannen Sie den Kiefer an. Das gelingt besonders gut, wenn Sie die Lippen aufeinander pressen und die Kiefermuskeln hart werden lassen. Halten Sie diese Spannung einen Augenblick, um den Mund herum, auch in der Halsmuskulatur und im Nacken.

1
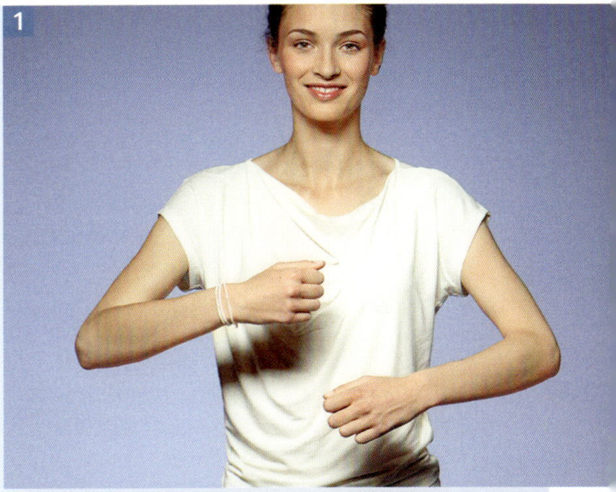

2
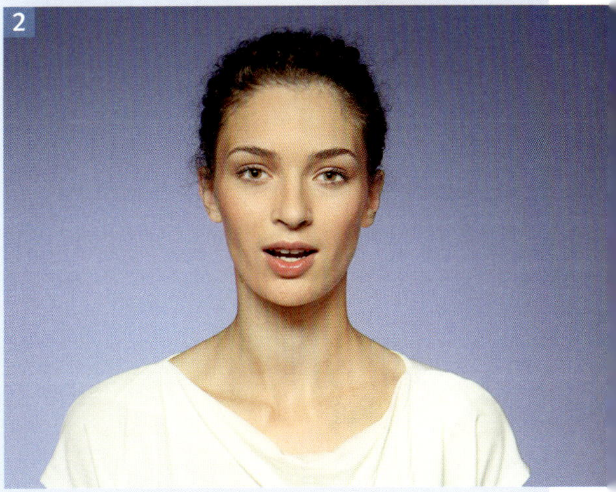

➤ Wenn die Musik einsetzt, schalten Sie um und folgen ihr. Musik und Bewegungen sind leicht, heiter und verschmelzen immer mehr miteinander. Innere Bremsen lösen sich, und Lebensenergie beginnt sanft zu strömen. 2

➤ Die Musik wird ausgeblendet, und die Bewegungen gehen noch einen Augenblick weiter. In diesem Rhythmus geht es jetzt von Hotspot zu Hotspot.

Die befreiten Schultern

Wenden Sie sich Ihren Schultern zu. Nur wenn diese sich frei bewegen, können wir unseren eigenen Weg finden und gehen.

➤ Auch diese Etappe beginnt mit einem Anspannen der entsprechenden Muskeln. Ziehen Sie einige Male zuerst die rechte und dann die linke Schulter hoch. Dann beide Schultern zusammen. Hoch, noch höher! Verdichten Sie den Druck, und halten Sie diese Spannung. Auch der Kiefer ist wieder angespannt. Kiefer und Schultern werden zu einem festgepackten Paket.

➤ Wenn die Musik einsetzt, schalten Sie um und folgen ihr. Stellen Sie sich zum Beispiel vor, Sie würden mit den Schultern Lasten abschütteln, sich aus Enge und Bedrängnis befreien. 3

➤ Musik und Bewegungen verschmelzen mehr und mehr miteinander. Kiefer und Schultern arbeiten zusammen, leicht und lebendig, beherzt und befreiend. So lösen sich innere Bremsen, und Lebensenergie kann sich ausbreiten.

➤ Die Musik wird ausgeblendet, und die Bewegungen gehen noch einen Augenblick weiter, fangen an, sich zu verselbstständigen.

Die befreiten Ellenbogen

Wenden Sie sich nun Ihren Armen zu, speziell dem Spielraum Ihrer Ellenbogen. Mit ihnen gewinnen wir Vitalität und Durchsetzungskraft.

➤ Bauen Sie eine Spannung auf, indem Sie Ihre Ellenbogen immer wieder seitlich gegen den Oberkörper drücken. Halten Sie dann diesen Druck. Auch Kiefer und Schultern sind

3
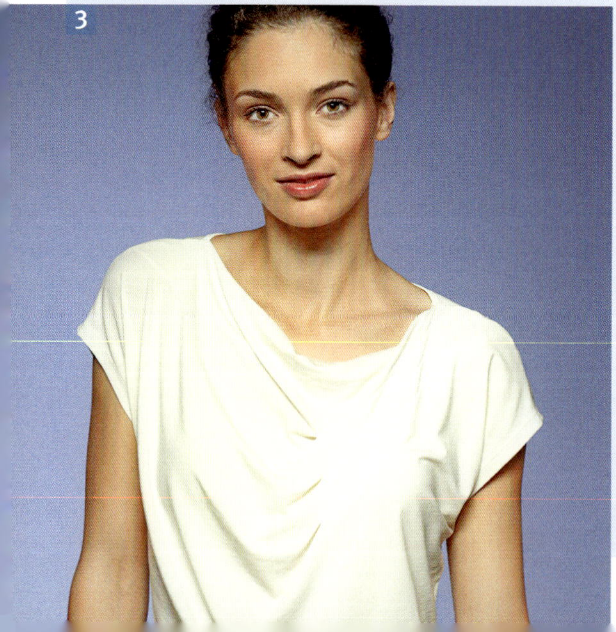

4
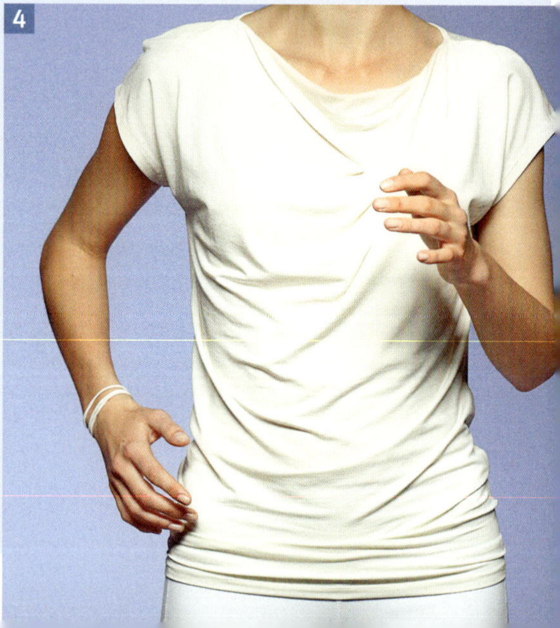

angespannt. Alles zusammen bildet ein festgepacktes Paket!

➤ Wenn die Musik einsetzt, schalten Sie um und folgen ihr. Mit temperamentvollen, raumgreifenden Armbewegungen verschaffen Sie sich nun Platz. Die Ellenbogen sind wahre Kraftquellen, wenn sie sich frei bewegen dürfen. 4

➤ Musik und Bewegungen verschmelzen mehr und mehr miteinander. Kiefer, Schultern und Ellenbogen arbeiten zusammen, leicht und lebendig, beherzt und befreiend. So lösen sich innere Bremsen, und Lebensenergie kann sich ausbreiten.

➤ Die Musik wird ausgeblendet, und die Bewegungen gehen noch einen Augenblick weiter. Sie fangen an, sich mehr und mehr zu verselbstständigen.

5

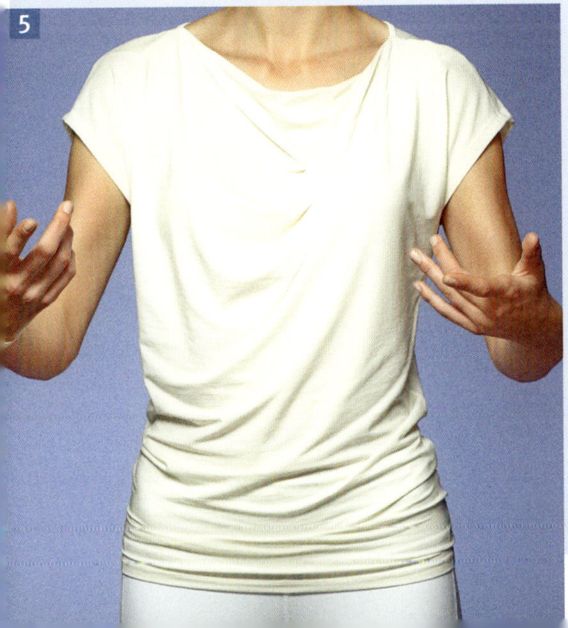

Die befreiten Hände

Wenden Sie sich jetzt Ihren Händen zu. Sie sind eine wahre Quelle von guten Gefühlen und starken Gedanken.

➤ Ballen Sie die Hände zu Fäusten, und lassen Sie sie vor Anspannung zittern. Kurz lösen und wieder zusammenballen. Und nochmal lösen und zusammenballen. Auch Kiefer, Schultern und Ellenbogen spannen sich an. Ein festgepacktes Paket!

➤ Wenn die Musik einsetzt, schalten Sie um und folgen ihr. Öffnen Sie die Hände, und beginnen Sie mit ihnen zu dirigieren. Holen Sie sich den Schwung aus der Musik. Sagen Sie sich: »Ja, ich mache das!« Oder: »Ja, ich schaffe das!« Oder freuen Sie sich einfach nur darüber, dass Ihre Hände wärmer und mutiger werden. 5

➤ Kiefer, Schultern, Ellenbogen und Hände arbeiten zusammen, leicht und lebendig, beherzt und befreiend. So lösen sich innere Bremsen, und Lebensenergie kann sich ausbreiten.

➤ Die Musik wird ausgeblendet, und die Bewegungen gehen noch einen Augenblick weiter. Sie fangen an, sich mehr und mehr zu verselbstständigen.

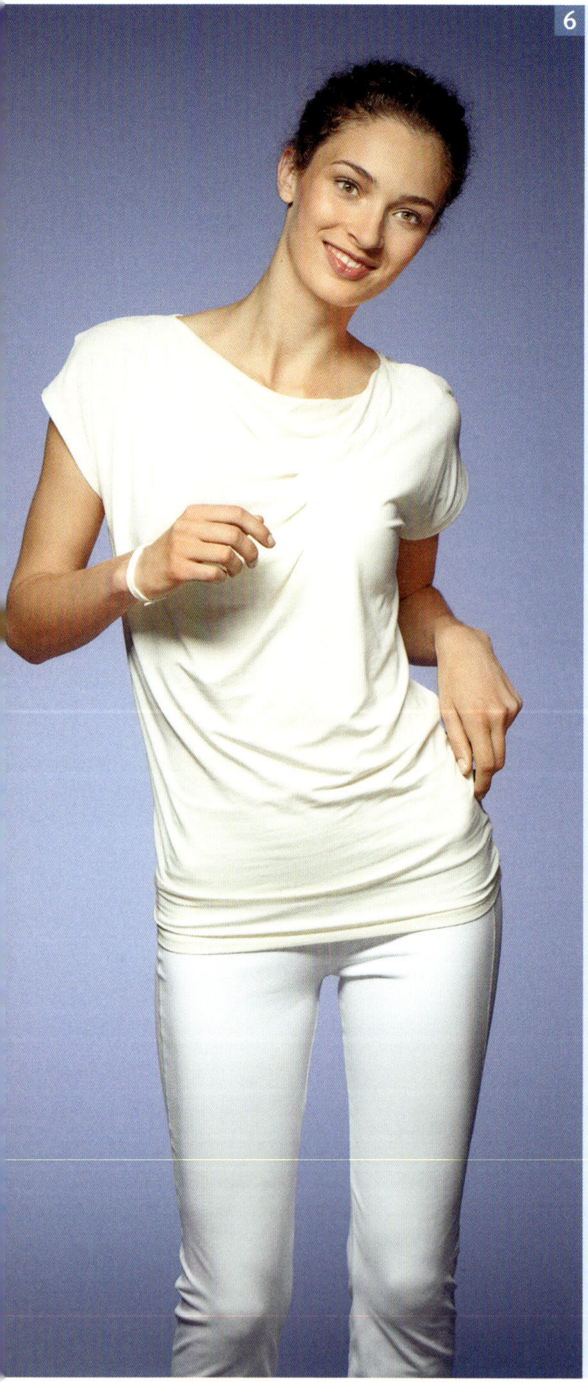
6

Das befreite Becken

Wenden Sie sich jetzt Ihrem Becken zu. Es ist besonders dankbar für jede dynamische und entspannte Bewegung, denn ein angespanntes oder ermüdetes Becken wirkt wie eine starke innere Bremse.

➤ Bewegen Sie Ihr Becken jetzt bewusst in eine Anspannung hinein. Stellen Sie sich vor, Sie würden es gegen einen schweren Gegenstand stemmen. Drücken Sie ihn weg! Kiefer, Schultern, Ellenbogen und Hände sind auch dabei. Ein festgepacktes Paket!

➤ Wenn die Musik einsetzt, schalten Sie um und folgen ihr. Finden Sie eine beschwingte und beschwingende Bewegung des Beckens. Im Liegen können Sie es auf- und abhüpfen lassen, im Sitzen kann es kreisen oder sich in das Kissen hineinbewegen. Genießen Sie das Temperament Ihres Beckens. Es muss hier nicht aufpassen, muss nichts kontrollieren, es kann sich richtig frei entfalten. 6

➤ Kiefer, Schultern, Ellenbogen, Hände und Becken arbeiten zusammen, leicht und lebendig, beherzt und befreiend. So lösen sich innere Bremsen, und Lebensenergie kann sich ausbreiten.

➤ Die Musik wird ausgeblendet, und die Bewegungen gehen noch einen Augenblick weiter. Sie verselbstständigen sich mehr und mehr.

Die befreiten Knie

Wenden Sie sich jetzt Ihren Beinen und speziell den Knien zu. Hier stauen sich besonders stark unterdrückte Bewegungsimpulse – erkennbar zum Beispiel an Spannungen im Oberschenkel und an steifen Knien.

➤ Pressen Sie Ihre Knie so zusammen, als wollten Sie eine harte Nuss knacken, die zwischen Ihre Knie geklemmt ist. Dann lassen Sie die Spannung kurz los, um sie danach wieder zu verstärken. Kurz lösen und wieder zusammenpressen, lösen und wieder zusammenpressen.

➤ Kiefer, Schultern, Ellenbogen, Hände und Becken spannen sich auch an. Ein festgepacktes Paket!

➤ Wenn die Musik einsetzt, schalten Sie um und folgen ihr. Bewegen Sie alle Stauungen aus den Beinen hinaus: spielerisch, dynamisch. Genießen Sie die Beweglichkeit Ihrer Beine. Schütteln Sie Ihre Beine aus, wippen Sie in den Knien oder ähnliches. 7

➤ Kiefer, Schultern, Ellenbogen, Hände, Becken und Knie arbeiten zusammen, leicht und lebendig, beherzt und befreiend. So lösen sich innere Bremsen, und Lebensenergie kann sich ausbreiten.

➤ Die Musik wird ausgeblendet, und die Bewegungen gehen noch einen Augenblick weiter. Sie verselbstständigen sich mehr und mehr.

7

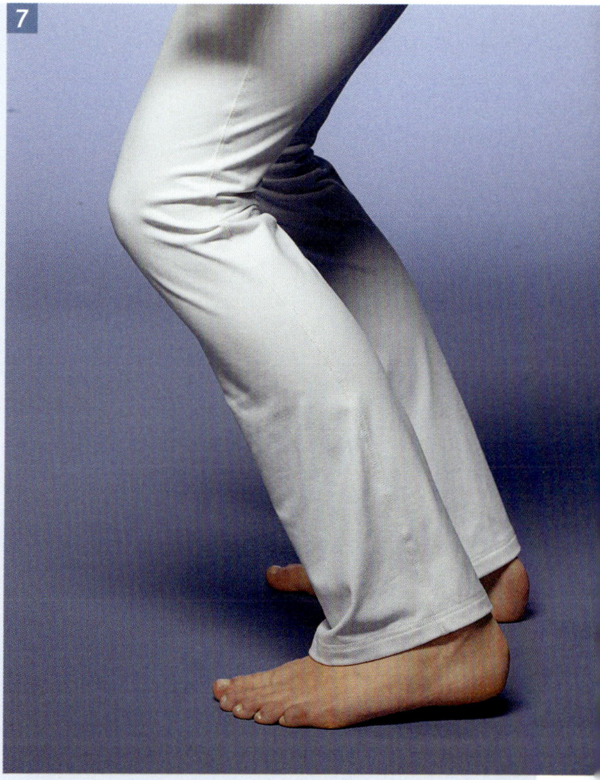

Die befreiten Füße

Wenden Sie sich nun Ihren Füßen zu. Wir benötigen sie für einen festen Stand im Leben, deswegen müssen wir sie fühlen können. Kalte oder verspannte Füße blockieren den guten Kontakt zur Erde und damit den Fluss der Lebensenergie.

➤ Ziehen Sie Ihre Zehen so fest an, wie es geht. Dann strecken Sie sie aus und ziehen sie gleich wieder zusammen. Wiederholen Sie das einige Male, und stellen Sie sich dabei vor, dass Sie mit Ihren Bewegungen Vertiefungen in den Boden graben wollen.

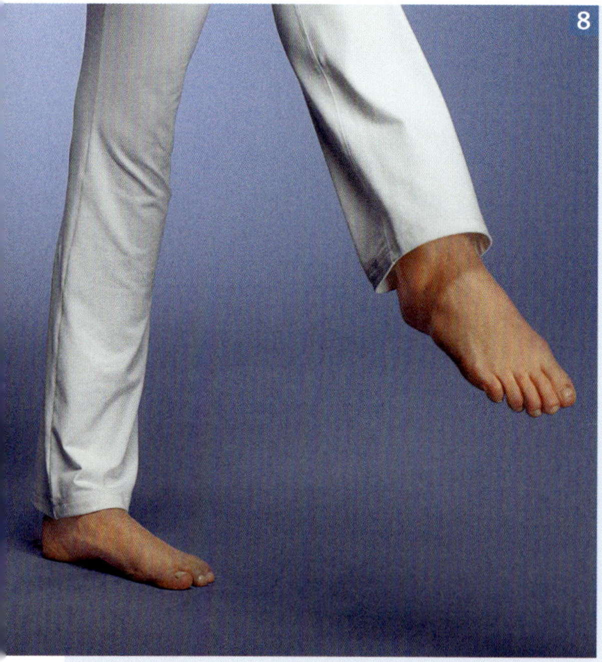

8

➤ Auch Kiefer, Schultern, Ellenbogen, Hände, Becken und Knie beteiligen sich daran. Ein festgepacktes Paket!

➤ Wenn die Musik einsetzt, schalten Sie um und folgen ihr. Lockern, strecken und recken Sie genussvoll Ihre Zehen, spielen Sie mit ihnen. Endlich können Sie aus einem viel zu engen Schuh schlüpfen und Ihre Füße ausschütteln. Endlich können Sie tanzen, durch den Raum schweben oder ähnliches. 8

➤ Kiefer, Schultern, Ellenbogen und Hände, Becken und Knie machen mit, leicht und lebendig, beherzt und befreiend. So lösen sich innere Bremsen, und Lebensenergie kann sich ausbreiten.

➤ Die Musik wird ausgeblendet, aber die Bewegungen gehen weiter ...

In den inneren Einklang

Dieser letzte Teil der Reise führt Sie in die bewegte Stille. Dazu sollten Sie bequem sitzen oder liegen. Wenn Sie sich hinlegen wollen, dann auf die linke Seite, Ihre Herzseite.

➤ Auch wenn jetzt keine Musik mehr eingespielt wird, bewegen Sie sich bitte immer weiter. Das ist in dieser Phase sehr wichtig, denn nur durch stimmige Bewegungen erhält Ihr Nervensystem die Signale, die es für den inneren Einklang braucht. 9

➤ Finden Sie sanfte, kleine Fühlbewegungen, die Ihre Aufmerksamkeit weiter nach innen führen, sodass Sie noch einmal die wunderbare Verbindung zwischen Kiefer, Schultern, Armen, Händen, Becken, Beinen und Füßen spüren können, die Harmonie der Hotspots, der Weg in den inneren Einklang. »Lerne, deine Aufmerksamkeit auf Angenehmes zu richten!« Das rät uns die moderne Psychologie – und genau das tun Sie jetzt.

➤ Wahrscheinlich fühlen Sie sich jetzt angeregt und entspannt zugleich. Vielleicht denken Sie an das eine oder andere ... Nutzen Sie diesen Zustand. Jetzt kommen Ihnen die besten Gedanken, Ideen und Erkenntnisse.

➤ Und vielleicht spüren Sie ein inneres Strömen, das die kleinen Bewegungen begleitet. Wenn es sich ausweitet, dann vertieft es sich, zieht nach innen, berührt das Herz, die Gefühle und auch den Bauch. Und es löst alle Spannungen, die sich hier angesammelt haben. Der Bauch vergisst nie – die Freude, die Hoffnungen, die Ängste, den Ärger, die Schmerzen. Alles, was innerlich belastet, löst sich jetzt, und der Bauch wird frei und warm. Sie können dies immer besser fühlen. Der Parasympathikus, dieser so wichtige Beruhiger, ist ganz wach und aktiv. Er verrichtet seine Arbeit und bringt Sie mehr und mehr in den inneren Einklang, die Quelle, aus der wir alle schöpfen können.

➤ Unterstützen Sie dies mit kleinen Bewegungen und dem inneren Bild: »Ich komme zu mir nach Hause.« Vielleicht müssen Sie diese Bewegungen noch etwas suchen, vielleicht sind sie auch schon da.

➤ Im inneren Einklang öffnet sich das Unbewusste, wir können es ansprechen. Sie können ihm zum Beispiel sagen: »Ich schaffe das!« »Ich wage es.« »Alles wird gut!« Oder was Ihnen gerade in den Sinn kommt und hilfreich für Sie ist. Das Unterbewusste versteht das und nimmt es an.

Im inneren Einklang verbinden sich Bauch, Herz und Kopf. Das Körpergefühl, die Emotionen und der Verstand – alles schwingt zusammen, wir fühlen uns eins mit uns selbst und mit allem um uns herum.
Dabei fühlt es sich an, als ob sich ungute emotionale oder gedankliche Fixierungen einfach abschalten würden – all die ermüdenden, überflüssigen Fixierungen auf die Baustellen des Lebens. Wir finden eine andere Sicht auf die Probleme, die uns umtreiben und so viel von unserer Energie binden. Und manchmal wird jetzt ganz klar, wie der weitere Weg aussieht – wo Sie hinwollen, was Sie brauchen, was Sie glücklich macht. Sie spüren die Zuversicht, dass es Ihnen gelingen wird.
Es sind diese Glücksmomente, die uns stark machen, freundlich, gesund und zuversichtlich. Nehmen Sie diese Gedanken und Gefühle mit in den Tag oder die Nacht, sie werden Sie beruhigen, stärken und inspirieren.

9

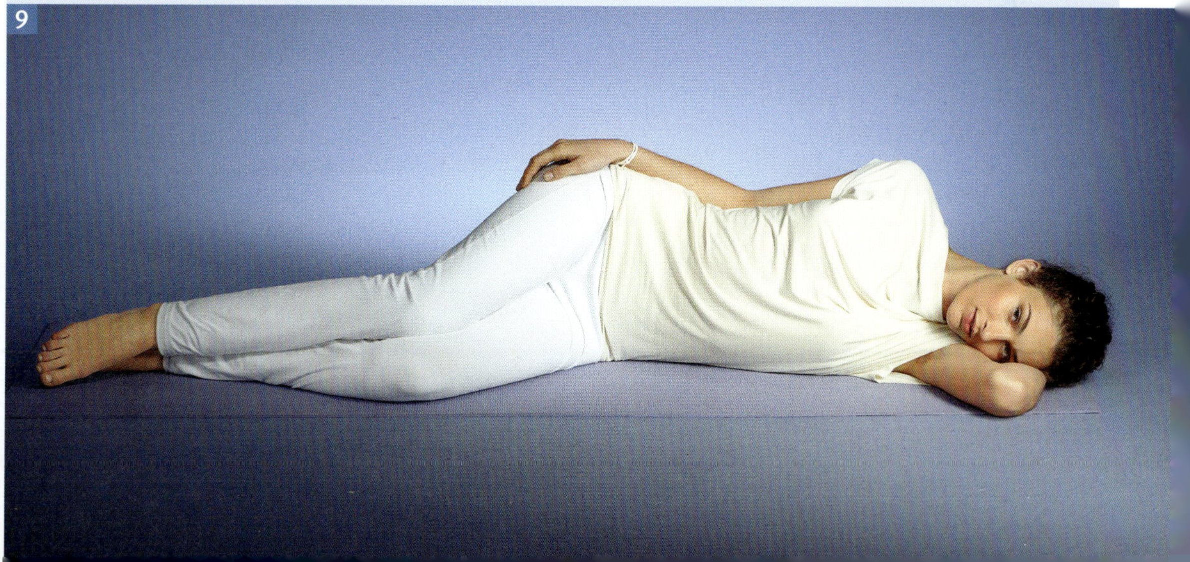

DAS BEWEGTE MENTALTRAINING

Im Mittelpunkt stehen zwei fantastische Erfahrungen: Sie können jeden negativen Gedanken durch spezielle Bewegungen auflösen. Und Sie können auf die gleiche Weise positive Gedanken so stark machen, dass vieles möglich wird, was sonst undenkbar erscheint.

GEISTIGE MUSTER ERKENNEN & ÄNDERN

Die Einklangstechniken, die Sie bislang kennengelernt haben, führen Sie in tiefe Entspannung, fördern Heilungsprozesse und stärken die Widerstandskräfte. Es gibt aber Themen und Probleme, die sich so tief in der Persönlichkeit verankert haben, dass gezieltere Lernprozesse angezeigt sind.

Die Angst vor Ablehnung oder chronische Hemmungen, ein wackeliges Selbstbewusstsein, Probleme mit dem Neinsagen, Selbstabwertung und andere Muster haben meist eine lange Geschichte. Ihre Wurzeln gehen zurück in die ersten Lebensphasen mit den unzähligen emotionalen Erlebnissen, denen ein Kind weitgehend schutzlos ausgeliefert ist. Viele Probleme, mit denen wir uns herumplagen, basieren auf Befürchtungen, Erwartungen, Vorurteilen, Ängsten und Verboten, die wir im Kindesalter von wichtigen Bezugspersonen aufgenommen und verinnerlicht haben. Unmerklich wurden sie in der Folge zu eigenen Überzeugungen, Haltungen und inneren Sätzen. Werden diese nie hinterfragt, wirken sie ein Leben lang als innerer Kompass. Wer dies nicht erkennt und dagegen ansteuert, wird es schwer haben, neue eigene Wege im Leben zu finden.

Typische Überzeugungen

... mit denen sich viele Menschen herumplagen, sind zum Beispiel die folgenden:

- »Ich darf das nicht.«
- »Ich kann das nicht.«
- »Ich gehöre nicht dazu.«
- »Ich störe.«
- »Ich muss mich immer anstrengen.«
- »Nur Leistung wird belohnt.«
- »Ich darf keine Fehler machen.«

Vielleicht kommt Ihnen der eine oder andere Satz bekannt vor, und wahrscheinlich können Sie aus Ihrer Erfahrung weitere Sätze ergänzen. Im Grunde sind dies Autosuggestionen, mit denen wir unser Leben steuern.

Hilfreiche Affirmationen

Es leuchtet ein, dass solche Ge- und Verbote den inneren Spielraum außerordentlich einschränken. Deshalb ist es so wichtig, negative Autosuggestionen aus dem Kopf zu bekommen und sie möglichst durch ermutigende zu ersetzen. Hier eine Auswahl sehr wirksamer, positiver Autosuggestionen:

- »Ich habe alles in mir, um gesund zu bleiben.«
- »Ich habe alles in mir, um Glückmomente zu erleben.«
- »Ich habe alles in mir, um erfolgreich zu sein.«
- »Ich bin wichtig und richtig.«
- »Ich gehöre dazu.«
- »Ich schaffe es, ich mache es.«
- »Es wird alles gut.«
- »Ich mache aus allem das Beste.«
- »Alle Probleme lösen sich früher oder später.«
- »Ich kann es!«
- »Ich bin der Dirigent meines Lebens.«
- »Ich bestimme über mich selbst!«
- »Ich tanze, spiele und spreche mit dem Schmerz.«
- »Ich sage ganz selbstverständlich Nein, wenn ich Nein fühle.«

Diese und ähnliche Gedanken geben uns Energie, Orientierung, Trost, Halt, Ziele und Hoffnung. Mit dem Bewegten Mentaltraining schwächen Sie hinderliche innere Überzeugungen und Gedanken und stärken solche positiven Alternativen. Sie können entdecken, wie ein allmählicher Gedankenwechsel zustande kommt. Mit diesem System können Sie im Grunde jedes Thema bearbeiten, mit dem Sie weiterkommen wollen, und Ihre mentale Energie punktgenau mobilisieren.

Woher kommen starke Gedanken?

Wir sind, was wir denken! Diese Formel gilt seit Ewigkeiten – und sie stimmt. Unsere eigenen Gedanken entscheiden, wie gesund, erfolgreich und zufrieden wir leben. Deswegen sollten wir an uns glauben, dankbar sein, Ziele im Leben verfolgen und andere Menschen wertschätzen. Wie aber gelangen solche Gedanken überhaupt in den Kopf? Negative Stimmungen scheinen von allein zu kommen – aber die positiven?

Viele haben es mit »Denk einfach positiv!« probiert und sind gescheitert. Wer einmal versucht hat, Angst oder Stress »wegzudenken«, der weiß, dass es nicht funktioniert. Dabei ist die Wirkung positiver Autosuggestionen unbestritten und vielfach belegt, die Misserfolge mit dem »positiven Denken« haben mit den bislang angewandten Techniken zu tun. Die stereotype Wiederholung von Affirmationen allein reicht nicht aus. 100-mal den Satz »Beim nächsten Mal sage ich Nein, wenn ich so fühle« vor sich hinzusprechen, kann das Hirn und damit das Unterbewusstsein nicht veranlassen, in neuen Bahnen zu denken. Es wird sich schnell langweilen! »Wer versucht, die eigenen Gedanken und Gefühle rein gedanklich zu verändern, der landet im mentalen Karussell. Das Verstandeshirn allein ist nämlich hilflos«, sagt die Hirnforschung. »Es kann sich nicht selbst helfen, sondern benötigt entsprechende

Signale, emotionale Signale. Und diese kommen vor allem aus dem Körper.« Nicht das Verstandeshirn sagt, wo es lang geht, sondern das emotionale Gehirn! Das ist neues Wissen und für viele gewöhnungsbedürftig, denn jahrhundertelang galt der Verstand als die bestimmende Instanz des Menschen. Mittlerweile aber gibt es eine Vielzahl von wissenschaftlichen Untersuchungen, die keinen Zweifel daran lassen:

- Die Quelle der Gedanken ist nicht das Gehirn, sondern das Körpergefühl!
- Was im Kopf, im Gehirn entstehen soll, muss der Körper vorbereiten.

Es gilt, vereinfacht ausgedrückt: Was ich denken will, das muss ich vorfühlen können. Damit ich gedanklich loslassen kann, muss der Körper loslassen können. Erst wenn der Körper mit Freude zum Beispiel ein Nein fühlt, kann ich das Nein auch verbal ohne Stress und Schuldgefühle ausdrücken. Das Körpergefühl geht immer voran – deshalb ist es nur ein kleiner und folgerichtiger Schritt von der Dynamischen Entspannung zum körperorientierten, bewegten Mentaltraining.

Gefühlte Autosuggestionen

Die Theorie des Bewegten Mentaltrainings lässt sich mit zwei Sätzen skizzieren: Die alten, negativen Gedanken sind nur dann stark, wenn der Körper mitmacht und sie mitträgt. Zum Beispiel durch entsprechende Anspannungen. Und: Neue, positive Gedanken können sich dann entfalten, wenn der Körper sozusagen von ihnen »begeistert« ist, wenn er sich auf sie freuen kann.

Deswegen werden Sie mit dem Bewegten Mentaltraining positive Autosuggestionen so aufladen, dass sie einen Widerhall im Körpergefühl finden, das heißt zu gefühlten Autosuggestionen werden. Mit dem Mentaltraining erreichen Sie, dass der Körper das fühlen kann, was der Verstand denken soll.

Vieles wird möglich, aber nicht alles

Das sollten wir erkennen: Die »alten« Botschaften wirken stark, denn wir haben sie – verbunden mit starken Gefühlen – empfangen, als wir uns noch nicht gegen sie wehren konnten. Sie sind uns so vertraut, dass wir unbewusst an ihnen festhalten. Dabei spielen der Körper und das Körpergedächtnis eine entscheidende Rolle.
Wenn wir dies innerlich nachvollziehen können, öffnen sich Türen für neue Einstellungen und Überzeugungen. Und mit deren Hilfe wird vieles möglich, was vorher undenkbar erschien. Vieles, aber nicht alles. So werden es natürlich nur sehr wenige schaffen, allein mit der Kraft der Gedanken der nächste Bundeskanzler zu werden oder steinreich oder Lufthansapilot. Auch bewahrt uns das positive Denken nicht vor dem Altern und vor grippalen Infekten. Es gibt natürliche und sachliche Grenzen, da soll man sich nichts vormachen. Aber innerhalb dieser Grenzen warten so viele Entfaltungsmöglichkeiten, dass sich jeder Einsatz lohnt.

Das folgende Programm greift beispielhaft ein Dilemma auf, das 90 Prozent der Leserinnen und Leser ansprechen dürfte: Es ist das Problem mit dem Neinsagen.

ZUM BEISPIEL: SOUVERÄN NEIN SAGEN

Im folgenden Beispiel geht es um das Ziel, klar und ohne Angst- und Schuldgefühle, locker, selbstverständlich und wirksam ein Nein zu kommunizieren. Wenn Sie das schaffen, können Sie sich besser abgrenzen, eine Bitte ausschlagen, andere zurückweisen und Ähnliches mehr. Sehr viele Menschen haben damit große Schwierigkeiten. Ein Beispiel soll dies verdeutlichen.
Eine Frau begleitete seit drei Jahren ihren Lebensgefährten regelmäßig ins Fußballstadion. Allerdings nicht aus Interesse, sondern weil sie sich nicht traute, den Wunsch ihres Partners abzulehnen. Sie wählte für das Mentaltraining den Satz: »Nein, ich komme dieses Mal nicht mit!«
Als eine sehr wirksame positive Affirmation hat sich die folgende Formulierung erwiesen, die Sie auch in der Übungsanleitung finden werden: »Mit einem guten Gefühl sage ich: ›Nein. Ich will das nicht.‹« Der Satz ist aber nur als ein Beispiel zu verstehen – für Ihr eigenes Programm können Sie natürlich eigene Stärkungssätze verwenden.

Das schwierige Wörtchen Nein

Wer nicht gut Nein sagen kann, wird an dieser Stelle von seinem Körper ausgebremst. Deswegen haben Menschen mit solchen Schwierigkeiten häufig hochgezogene oder aber schlaffe Schultern, verhärtete Kiefermuskeln oder andere Anspannungen. Diese körperlichen Reaktionen sind die Bastion gegen den freien Ausdruck des »Nein«. Eigentlich möchten Sie sich abgrenzen, sich weigern, etwas ablehnen – aber Ihr Körper arbeitet aufgrund seiner alten Konditionierung dagegen. Mit dieser Übung finden Sie einen Weg, das »Nein« zu fühlen und es dann auch ausdrücken zu können. Dazu nutzen wir den Ihnen schon bekannten Weg über die sieben Hotspots. Diese Gelenke »machen« das Körpergefühl. Sie bauen Druckspannungen auf, oder sie wirken in die andere Richtung, lösen Verkrampfungen und Hemmungen und öffnen den Organismus für positive Strömungen.

SELBSTWAHRNEHMUNG

➤ Erinnern Sie sich an eine Situation, in der Sie gern Nein gesagt hätten, sich dies aber nicht getraut haben. Besser noch: Begeben Sie sich real in eine solche Situation. Es gibt wahrscheinlich einige Möglichkeiten in Ihrem Leben.

➤ Spüren Sie, wie Ihr Körper den Ausdruck des Neinsagens bremst. Welche Hotspots sind daran beteiligt? Kiefer, Schultern, Arme, Hände, Becken, Knie, Füße? Wo können Sie jetzt stärkere Anspannungen wahrnehmen?
Das Bewegte Mentaltraining funktioniert zwar auch ohne dieses »In-sich-Hineinspüren«, aber es stärkt das Körperwissen und fördert somit jeden Veränderungsprozess.

Beim nächsten Mal sage ich Nein! Track 7

WIRKUNG

Dieses Training macht es Ihnen möglich, Ihre Hemmungen davor zu überwinden, ein Nein und andere ablehnende Botschaften auszudrücken und klar zu kommunizieren.

Entscheidend dabei ist die emotionale Entkoppelung – das heißt, das Nein gelassen und souverän auszusprechen. Je stärker ein Nein mit aggressiven Gefühlen verbunden ist, desto schneller bleibt es uns nämlich im Halse stecken. Denn das Problem mit dem Nein hat nicht nur mit der Angst vor den Reaktionen anderer zu tun, sondern auch mit der Angst vor den eigenen Gefühlen. Trainieren Sie deshalb lebhaft und beherzt, dabei aber immer locker und entspannt.

Den Ablauf kennen Sie bereits von dem Programm »Entspannung der Hotspots«. Das Training fokussiert sich jetzt auf die positive Autosuggestion: **»Mit einem guten Gefühl sage ich: ›Nein. Ich will das nicht!‹«** Dieser Satz soll sich in den folgenden Schritten so gut anfühlen, dass er sich im unbewussten Körpergedächtnis verankern kann.

Kiefer

➤ Beginnen Sie mit Ihrem Kiefer. Wenden Sie sich ihm zu, und fangen Sie an, Ihre Lippen leicht zu bewegen. 1

➤ Finden Sie eine angenehme Bewegung, die zu Ihrem Satz passt: »Mit einem guten Gefühl sage ich: ›Nein. Ich will das nicht!‹« Sprechen Sie diesen Satz immer wieder aus, während Sie sich bewegen. Laut, leise oder ganz unhörbar, nur für sich selbst. 10-mal!

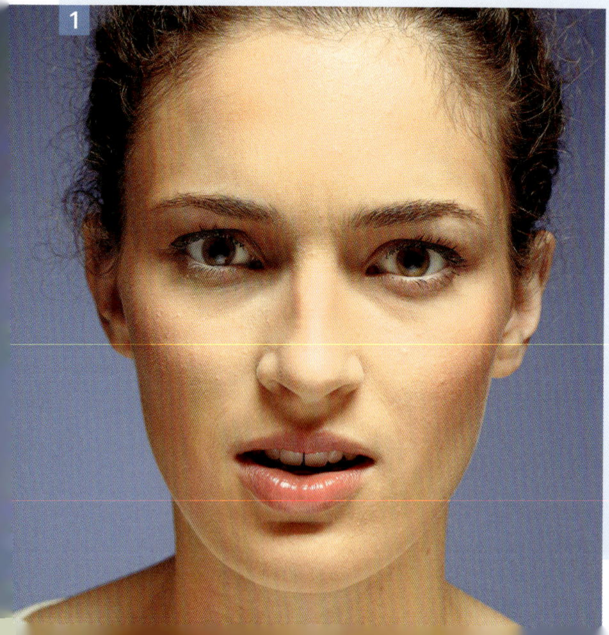
1

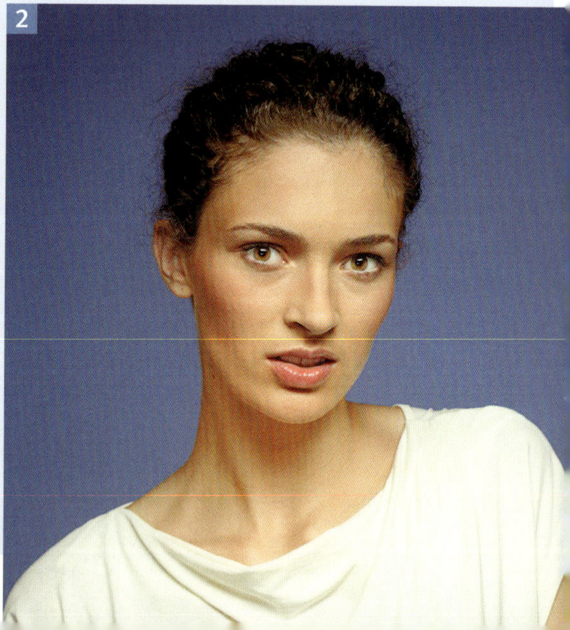
2

Schultern

➤ Wenden Sie sich jetzt Ihren Schultern zu, und finden Sie hier Ihre Nein-Bewegungen. Energisch und angenehm, raumgreifend, passend zu Ihrem Satz. 2

➤ »Mit einem guten Gefühl sage ich: ›Nein. Ich will das nicht!‹« Sprechen Sie den Satz immer wieder aus, während Sie sich bewegen. Laut, leise oder unhörbar, nur für sich.

➤ Die Worte, die Bewegungen und die Musik beginnen sich zu verbinden. Wiederholen Sie diese Bewegungen 10- bis 20-mal.

Ellenbogen

➤ Wenden Sie sich jetzt Ihren Ellenbogen zu, und gehen Sie mit Ihren Armen in kräftige Nein-Bewegungen. Stoßen Sie die Ellenbogen nach hinten, abwechselnd rechts und links, immer wieder, mindestens 20-mal. 3 Diese Bewegungen sind der wichtigste Teil des Nein-Trainings, denn hier im Oberkörper bleiben die Neins häufig hängen.

➤ Sprechen Sie den Satz – wenn es irgendwie geht – laut aus! Er gehört zu diesen Bewegungen! Die Armbewegungen sind kraftvoll und ausdrucksstark, aber nicht aggressiv und dramatisch. Locker bleiben!

Hände

➤ Wenden Sie sich nun Ihren Händen zu. Gehen Sie in energische, heftige Dirigierbewegungen. 4

➤ »Mit einem guten Gefühl sage ich: ›Nein. Ich will das nicht!‹« Stellen Sie sich vor, dass auch Ihre Hände den Satz ausdrücken und aussprechen. Beherzt und überzeugt.

3

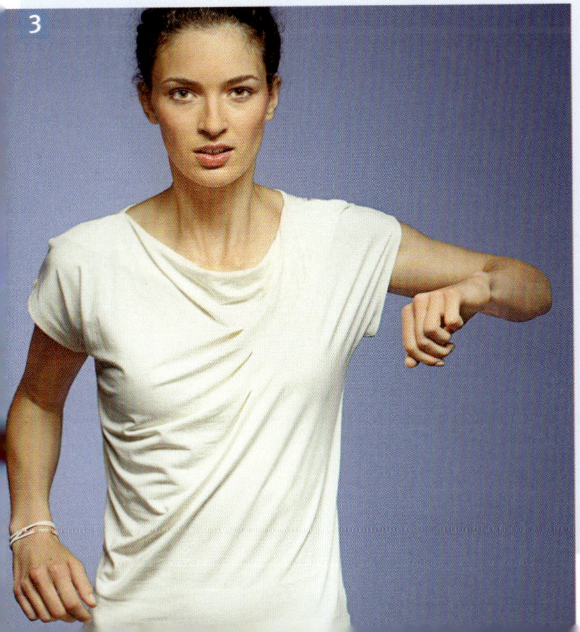

4

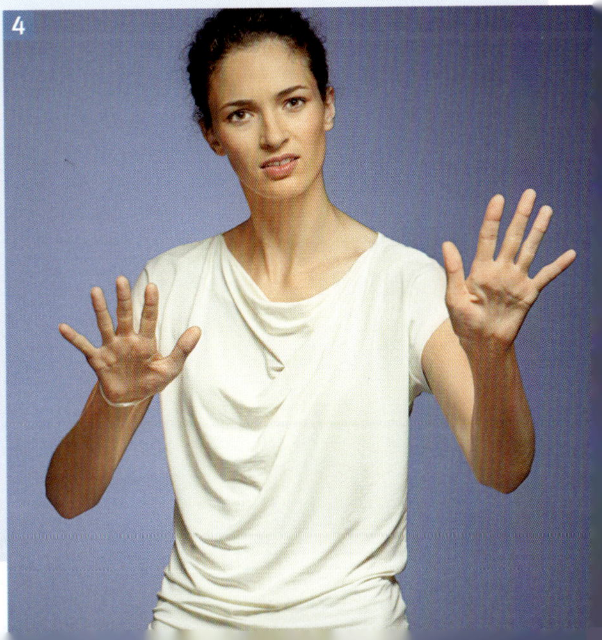

5

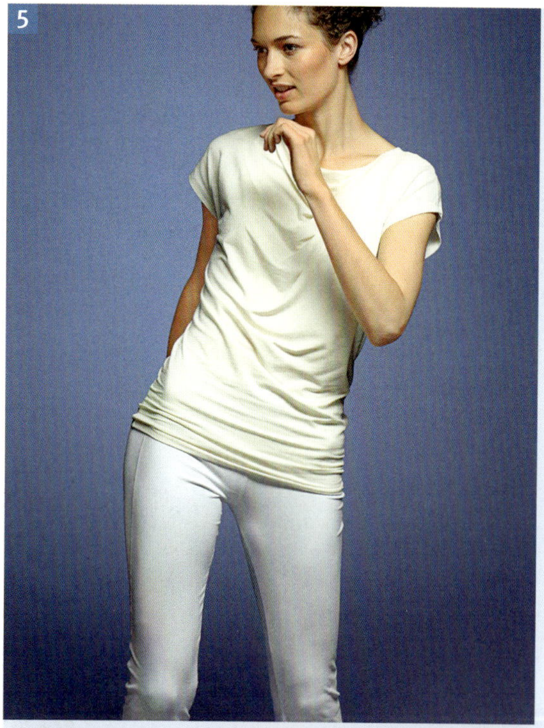

6

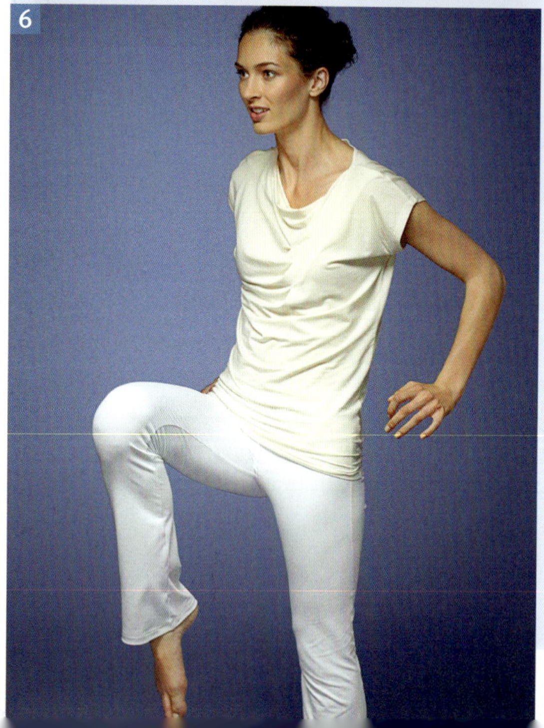

Becken

➤ Wenden Sie sich nun Ihrem Becken zu. Finden Sie eine angenehme Bewegung, die zu Ihrem Satz passt. Vielleicht entwickeln Sie auch hier eine etwas energischere Bewegung, aber sie sollte nicht zu stark sein. 5

➤ Sprechen Sie Ihren Satz immer wieder aus, während Sie sich bewegen. Laut, leise oder unhörbar, nur für sich selbst. 10-mal!

Knie

➤ Wenden Sie sich nun Ihren Knien zu. Auch hier finden Sie energische und angenehme Bewegungen, die Ihren Satz oder Ihre Sätze unterstützen. 6

➤ Bewegliche Knie machen gute Gefühle, vielleicht können Sie jetzt so etwas wie eine Lust auf Ihr freies Nein verspüren. Intensivieren Sie diese wunderbare Verbindung. Mindestens 10 Wiederholungen.

Füße

➤ Wenden Sie sich zum Abschluss Ihren Füßen zu. Bringen Sie mit kräftigen oder rhythmischen Bewegungen »Nein-Energie« in Ihre Füße. Treten Sie so fest auf wie möglich. Oder treten Sie in die Luft. 7

➤ Natürlich verbinden Sie dies wieder mit dem ausgesprochenen oder gedachten Satz. Atmen Sie dieses Mal bei jeder Nein-Bewegung ganz bewusst kräftig aus! Nicht aggressiv, sondern lustvoll beherzt.

7

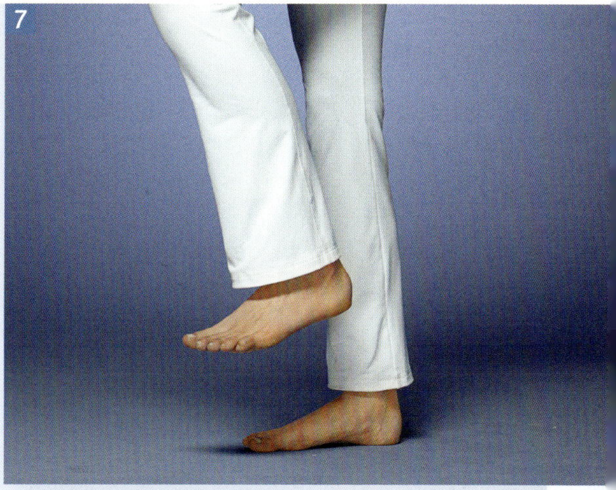

8

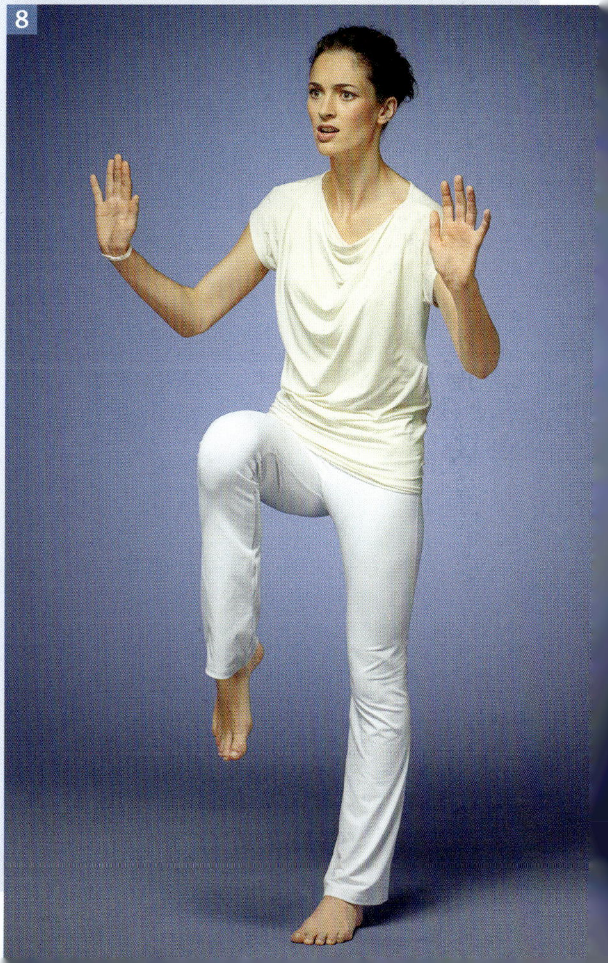

Zum Abschluss

➤ Wiederholen Sie den ganzen Weg noch einmal relativ zügig und spürend. Jetzt lassen Sie die Hotspots den Satz aussprechen. Dieser muss nicht mehr vollständig sein, sondern kann auch in einer kondensierten Weise artikuliert werden:
Mein Kiefer fühlt und sagt: »Nein!«
Meine Schultern fühlen und sagen: »Nein!«
Meine Ellenbogen fühlen und sagen: »Nein!«
Meine Hände fühlen und sagen: »Nein!«
Mein Becken fühlt und sagt: »Nein!«
Meine Knie fühlen und sagen: »Nein!«
Meine Füße fühlen und sagen: »Nein!«

➤ Und dabei sagen Sie sich: »Ja, ich habe Lust, Nein zu sagen, ich freue mich darauf! Ich liebe mein Nein. Es gehört zu mir!« 8

➤ Spüren Sie die positive Resonanz Ihres Körpers auf Ihre Sätze. Der freie Ausdruck des »Nein!« wird Ihnen dadurch immer leichterfallen. Und Sie haben jederzeit die Möglichkeit, diesen Gedanken zu stärken. Jede Wiederholung des Trainings macht den Gedanken selbstverständlicher, und Sie werden auf Dauer mit größter Selbstverständlichkeit immer dann ein Nein kommunizieren können, wenn Sie es fühlen oder brauchen.

TIPPS & HINWEISE

Wiederholen Sie diese Übung so lange, bis sich das Neinsagen im Alltag richtig gut anfühlt.

Sie können sich mit dem Bewegten Mentaltraining auch ganz gezielt auf schwierige Situationen vorbereiten. Immer wieder ein Thema: die

Angst, im Job Nein zu sagen, zum Beispiel Vorgesetzten gegenüber. Arbeiten Sie mit Ihren Hotspots bis vor die Bürotür, das geht auch im Auto oder in der Bahn auf dem Weg zur Arbeit. »Ich sage Nein, ich möchte es nicht machen!« Mit dieser Schwingung im Körper gehen Sie dann in das Gespräch.

Verstärken Sie die Wirkung dieses Trainings, indem Sie sich gezielt Übungssituationen suchen. Man findet schnell Gelegenheiten zum Neinsagen. »Hat es geschmeckt?«, fragt der Ober. «Darf ich mich mal eben vordrängeln?«, fragt Sie jemand in der Schlange vor einer Kasse. »Kann ich Sie mal eben stören?«, fragt ein Kollege. Es gibt im Alltag viele Möglichkeiten, das neue Denken zu erproben.

Übung macht den Meister

Für das Bewegte Mentaltraining gilt das Gleiche wie für die Entspannungsreisen: Übung macht den Meister. Jede Wiederholung stärkt die positive Psychomotorik und fördert deren Verankerung im Gehirn. Sehr bald müssen Sie die Winning Moves nur noch andeuten, und schließlich reicht es aus, sich die Bewegungen vorzustellen und die Wirkungen vorzufühlen. Das ist das Ziel. Dann können Sie dieses Buch und die CD aus der Hand legen. Theoretisch. In der Realität des Alltags erweist es sich immer wieder als außerordentlich hilfreich, ein Erinnerungs-Tool zur Verfügung zu haben. Bewegtes Mentaltraining in kondensierter Form.
Dafür gibt es den psychomotorischen Zeitraffer, das ganzheitliche Ausschütteln.

DER ZEITRAFFER

Die Botschaft des Bewegten Mentaltrainings ist nicht die sonst übliche Aufforderung: »Denk anders!«, sondern: »Beweg dich anders, dann wirst du anders denken!« Oder genauer: »Beweg dich so, dass deine Gedanken dadurch Energie erhalten, dass sie stärker werden als die alten Muster!« Mit diesem körperorientierten Ansatz können Sie die neuen Muster immer und überall real trainieren und einüben. Und das ist gut so.
Denn die alten Muster sitzen tief und verteidigen sich, zum Beispiel indem sie den inneren Schweinehund auf Trab bringen. Er will, dass alles so bleibt, wie es ist. Und tatsächlich: Wer 10, 20 oder 30 Jahre – oder noch länger – sein Nein unterdrückt, wird nicht über Nacht zum freien Menschen. Und wer über lange Zeit seine Bedürfnisse ignoriert, benötigt eine Umstellungszeit, bis er seine Bedürfnisse anerkennen und kommunizieren kann. Wer mit Selbstzweifeln und Pessimismus »verheiratet« ist, hat sich möglicherweise ganz gut eingerichtet und wird einen »Partnerwechsel« erst riskieren, wenn er mit dem neuen Partner vertraut geworden ist.

Veränderungen brauchen Zeit und Wiederholungen, und deshalb ist es so wichtig, dass sie Laune machen, dass Sie sich darauf freuen können, immer mal wieder kurz einsteigen zu können. So, wie Sie einer Tasse Kaffee oder Tee, einem kühlen Bier oder einem kleinen Nickerchen frohgestimmt entgegensehen, so soll es Ihnen möglichst auch mit den neuen Gedanken ergehen. Die Hotspots machen es möglich. Sie sind auch beim bewegten Zeitraffer beteiligt. Die Hotspots wirken blitzschnell auf das Nervensystem ein und damit auf das Fühlen und Denken. Deshalb sind auch kürzeste Wiederholungen und Auffrischungen möglich und nützlich.

Der Zeitraffer ist eine Erinnerung an das Nervensystem. Je häufiger, desto besser. Je nach Lust, Laune und Situation können Sie sich für die offensive oder die stille Variante entscheiden. So, wie sich ein Akku aufladen lässt, können auch die Gedanken Energie aufnehmen und ständig an Wirksamkeit gewinnen. Dieses Prinzip lässt sich auf alle möglichen mentalen Themen übertragen, als Beispiel finden Sie hier den Nein-Zeitraffer.

1

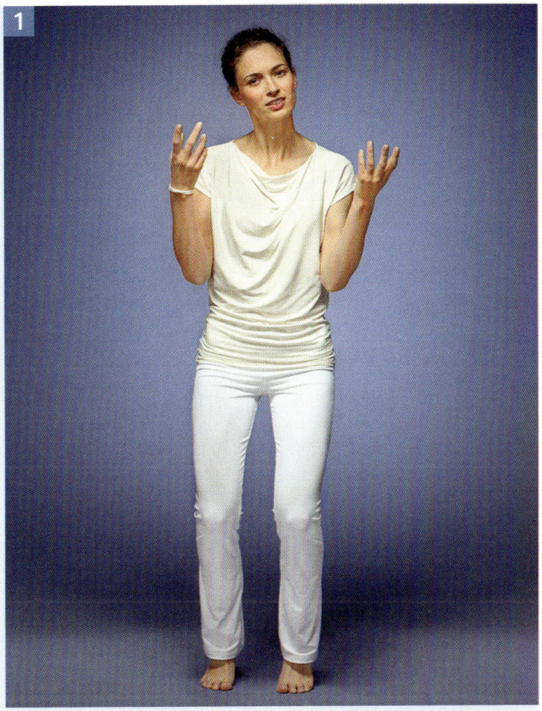

Der offensive Nein-Zeitraffer

➤ Kiefer, Schultern, Ellenbogen, Hände, Becken, Knie und Füße: Bringen Sie möglichst alle sieben Hotspots miteinander in Bewegung. Das gelingt zum Beispiel durch kräftige Schüttelbewegungen. Oder versetzen Sie den ganzen Körper in Vibrationen. Wer es nicht so heftig mag, kommt ins Grooven oder Abrocken wie in der Disko. Entscheidend ist, dass Sie sich gut fühlen, wohl in Ihrer Haut!

➤ Dann richten Sie die Aufmerksamkeit auf den Satz, mit dem Sie gerade arbeiten, zum Beispiel: »Nein, ich will das nicht!« Nun muss beides zusammenkommen: Das Schütteln, Vibrieren, Grooven verbinden Sie mit diesem Satz, nehmen ihn in sich auf, machen ihn spürbar. Dadurch werden dieser oder andere Sätze immer vertrauter und selbstverständlicher. Und mit den Wiederholungen wächst die Zuversicht, dass Sie ohne Stress und innere Kämpfe Nein sagen werden, wenn Sie so fühlen oder denken! 1

Der stille Zeitraffer

Diese Variante wird Ihnen vielleicht nicht auf Anhieb gelingen. Es ist die Verlagerung der Zeitraffer-Bewegungen nach Innen.

➤ Sie lassen Ihren Satz (oder die Sätze) in Ihrem Inneren vibrieren. Es ist eine Mischung aus Vorstellung und Minimalbewegungen, äußerlich kaum zu erkennen.

Sach- und Übungsregister

DANK DES AUTORS

Dieser Raum ist für ein persönliches Danke zu begrenzt, deswegen möchte ich es allgemein halten und einmal diejenigen ansprechen, die in den letzten 35 Jahren in meine Veranstaltungen gekommen sind. Durch die gemeinsamen Erfahrungen und Erkenntnisse konnte ich beim Schreiben aus dem Vollen schöpfen. Vielen Dank fürs Mitmachen und für die unzähligen Rückmeldungen in dieser Zeit!

Ich empfinde auch immer wieder große Dankbarkeit und Begeisterung für alle, die dafür sorgen, dass sich das neue Wissen der Hirnforschung weiter ausbreitet. Die Arbeit von Gerda Boyesen, John Pierrakos und anderen Pionieren der Körperpsychologie, bei denen ich lernen konnte, erfährt so endlich auch eine wissenschaftliche Anerkennung.

Bücher und Adressen, die weiterhelfen

Bücher

Bergholz, Peter: **Dynamisch entspannen mit der Rossini-Methode.** Trias Verlag

Boyesen, Gerda/Bergholz, Peter: **Dein Bauch ist klüger als du.** Die Goldenen Fünf – Übungen zur Dynamischen Entspannung. Kreuz Verlag

Boyesen, Gerda: **Über den Körper die Seele heilen.** Biodynamische Psychologie und Psychotherapie. Eine Einführung. Kösel Verlag

Cantieni, Benita/Hüther, Gerald et al.: **Embodiment.** Die Wechselwirkung von Körper und Psyche verstehen und nutzen. Huber Verlag

Hainbuch, Friedrich: **Progressive Muskelentspannung** (mit CD). GRÄFE UND UNZER VERLAG

Hüther, Gerald: **Was wir sind und was wir sein könnten.** Ein neurobiologischer Mutmacher. Fischer Verlag

Leidecker, Klaus: **Musik als Begegnung.** Reichert Verlag

Pohl, Helga: **Unerklärliche Beschwerden?** Chronische Schmerzen und andere Leiden körpertherapeutisch verstehen und behandeln. Knaur Verlag

Servan-Schreiber, David et al.: **Die Neue Medizin der Emotionen.** Stress, Angst, Depression: Gesund werden ohne Medikamente. Goldmann Verlag

Spitzer, Manfred: **Musik im Kopf.** Hören, Musizieren, Verstehen und Erleben im neuronalen Netzwerk. Schattauer Verlag

Storch, Maja/Kuhl, Julius: **Die Kraft aus dem Selbst.** Sieben PsychoGyms für das Unbewusste. Huber Verlag

Storch, Maja/Frank, Gunter: **Die Mañana-Kompetenz.** Auch Powermenschen brauchen Pause. Piper Verlag

WICHTIGER HINWEIS

Die Inhalte des vorliegenden Ratgebers wurden sorgfältig recherchiert und haben sich in der Praxis bewährt. Alle Leserinnen und Leser sind jedoch aufgefordert, selbst zu entscheiden, ob und inwieweit sie Übungsanleitungen und Anregungen aus diesem Buch umsetzen wollen. Autor und Verlag übernehmen keine Haftung für die Resultate. Führen Sie alle Übungen immer im Rahmen Ihrer Beweglichkeit aus, erzwingen Sie nichts.

Adressen

Schule für Dynamische Entspannung
Am Dachsrain 2
64739 Hassenroth im Odenwald
www.dynamische-entspannung.de

Hier gibt es Vorträge, Seminare und Ausbildungen. Auf der Website finden Sie auch die Stichwort-Versionen der »Reisen« sowie die Kontaktdaten von in Dynamischer Entspannung ausgebildeten Kolleg(inn)en.

Deutsche Liga für Angst- und Stresslösung
Am Lintel 31
27439 Bremervörde

Gerda Boyesen Institut in Deutschland
www.gerda-boyesen-biodynamik.de

Kostenübernahme

Die meisten Krankenkassen übernehmen anteilig die Kosten für die Progressive Muskelrelaxation nach Jacobson (PMR) und teilweise auch für Kurse in Dynamischer Entspannung, der Weiterentwicklung der PMR. Die Bestimmungen ändern sich allerdings ständig. Sie sollten sich deshalb vorher bei den Anbietern erkundigen.

Weiterlesen tut gut.

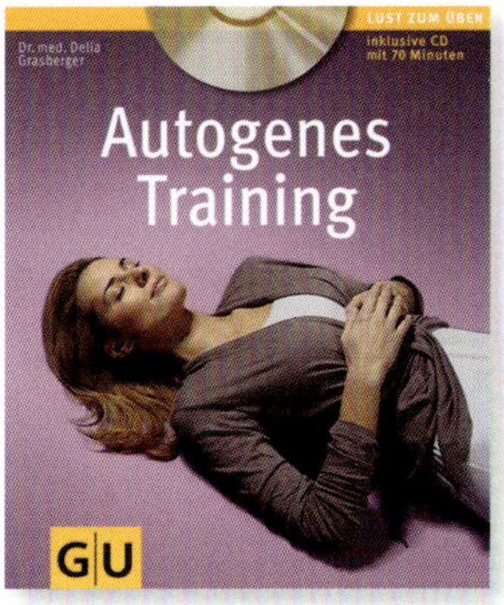

ISBN 978-3-8338-1973-5

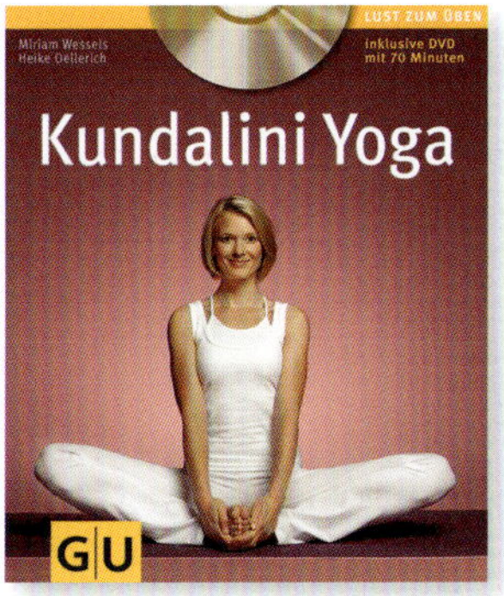

ISBN 978-3-8338-1529-4

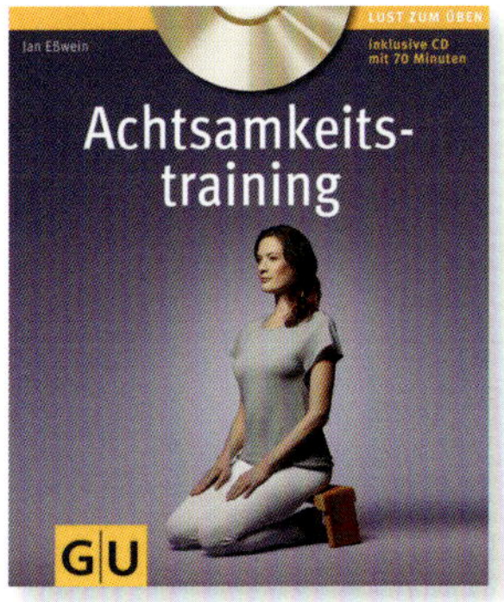

ISBN 978-3-8338-1829-5

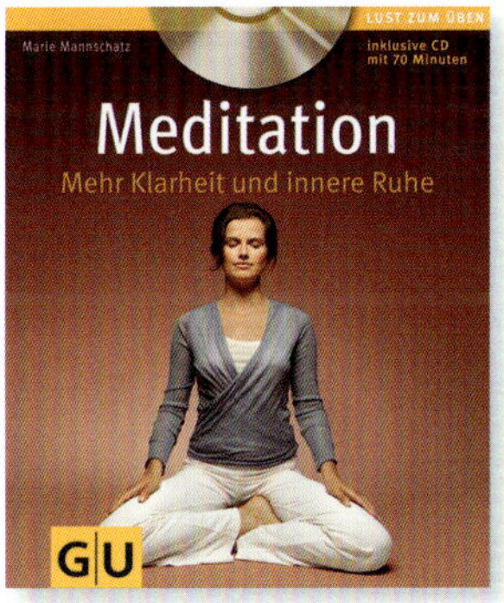

ISBN 978-3-8338-1816-5

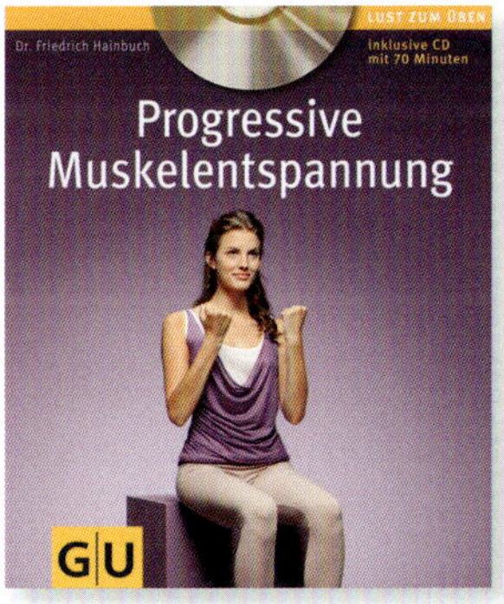

ISBN 978-3-8338-1817-2

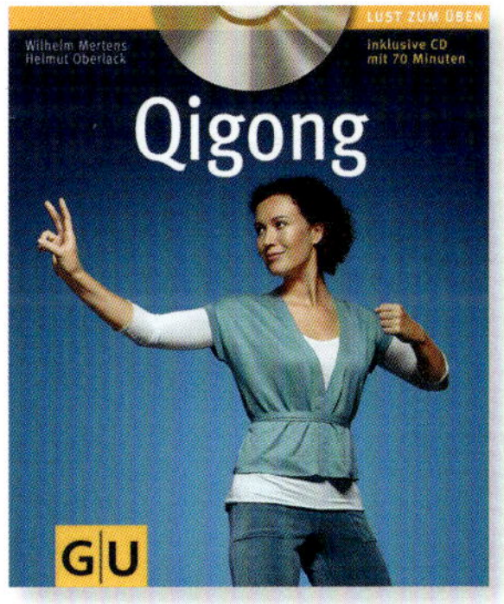

ISBN 978-3-8338-1995-7

www.gu.de: Blättern Sie in unseren Büchern, entdecken Sie wertvolle Hintergrundinformationen sowie unsere Neuerscheinungen.

GU

Willkommen im Leben.

Impressum

Projektleitung Buch: Eva Dotterweich
Projektleitung CD: Dr. Diane Zilliges
Lektorat & Satz: Felicitas Holdau
Bildredaktion: Henrike Schechter, Elke Dollinger
Layout & Umschlaggestaltung: independent Medien-Design GmbH (Horst Moser), München
Herstellung: Markus Plötz
Lithos: Repro Ludwig, Zell a. See
Druck und Bindung: Print Consult, München

ISBN: 978-3-8338-2559-0
1. Auflage 2012

Umwelthinweis: Gedruckt auf PEFC-zertifiziertem Papier aus nachhaltiger Waldwirtschaft.

Die GU-Homepage finden Sie im Internet unter www.gu.de

GRÄFE UND UNZER

Ein Unternehmen der
GANSKE VERLAGSGRUPPE

Bildnachweis

Fotoproduktion: Johannes Rodach
Weitere Abbildungen:
Corbis S. 14, 18, 24; Mauritius S. 7, 27; Plainpicture S. 11; Autorenportrait: Irma Korthals
Illustration:
Detlef Seidensticker S. 21
Syndication:
www.jalag-syndication.de

CD

Produktion: Vias Entertainment, a unit of the Vias Projects GmbH
Sprecher: Peter Bergholz

Musikstücke (mit Track-Nr.):
Beethoven: Violinkonzert D-Dur op. 61, II; Sinfonie Nr. 3 Es-Dur op. 55, III (Track 5). ** Sinfonie Nr. 5 C-Moll op. 67, II (5), IV (6). *
Mozart: Klavierkonzert Nr. 27 B-Dur KV 595, III (4); Klarinettenkonzert A-Dur KV 622, II (5). **
Offenbach: Hoffmanns Erzählungen, Barcarole (3, 5); Pariser Leben, Can-Can (3, 6). *
Rossini: Der Barbier von Sevilla (2, 6); Die Diebische Elster (3); Die Italienerin in Algier (3); Wilhelm Tell (2, 3, 5, 6); jeweils Ouvertüre. **
Smetana: Mein Vaterland, Die Moldau (5, 6). *
Vivaldi: Die vier Jahreszeiten, Frühling (5) u. Herbst (3, 7). *

Licensed by: * Incontro Musikverlag, ** Edition Karun Unger Publishing

DAS ORIGINAL GU MIT GARANTIE

Unsere Garantie

Alle Informationen in diesem Ratgeber sind sorgfältig und gewissenhaft geprüft. Sollte dennoch einmal ein Fehler enthalten sein, schicken Sie uns das Buch mit dem entsprechenden Hinweis an unseren Leserservice zurück. Wir tauschen Ihnen den GU-Ratgeber gegen einen anderen zum gleichen oder ähnlichen Thema um.

Liebe Leserin und lieber Leser,

wir freuen uns, dass Sie sich für ein GU-Buch entschieden haben. Mit Ihrem Kauf setzen Sie auf die Qualität, Kompetenz und Aktualität unserer Ratgeber. Dafür sagen wir Danke! Wir wollen als führender Ratgeberverlag noch besser werden. Daher ist uns Ihre Meinung wichtig. Bitte senden Sie uns Ihre Anregungen, Ihre Kritik oder Ihr Lob zu unseren Büchern. Haben Sie Fragen oder benötigen Sie weiteren Rat zum Thema? Wir freuen uns auf Ihre Nachricht!

Wir sind für Sie da!

Montag – Donnerstag: 8.00 – 18.00 Uhr;
Freitag: 8.00 – 16.00 Uhr
Tel.: 0180-5 00 50 54*
Fax: 0180-5 01 20 54*
E-Mail:
leserservice@graefe-und-unzer.de
*(0,14 €/Min. aus dem dt. Festnetz/ Mobilfunkpreise maximal 0,42 €/Min.)

P.S.: Wollen Sie noch mehr Aktuelles von GU wissen, dann abonnieren Sie doch unseren kostenlosen GU-Online-Newsletter und/oder unsere kostenlosen Kundenmagazine.

GRÄFE UND UNZER VERLAG
Leserservice
Postfach 86 03 13
81630 München